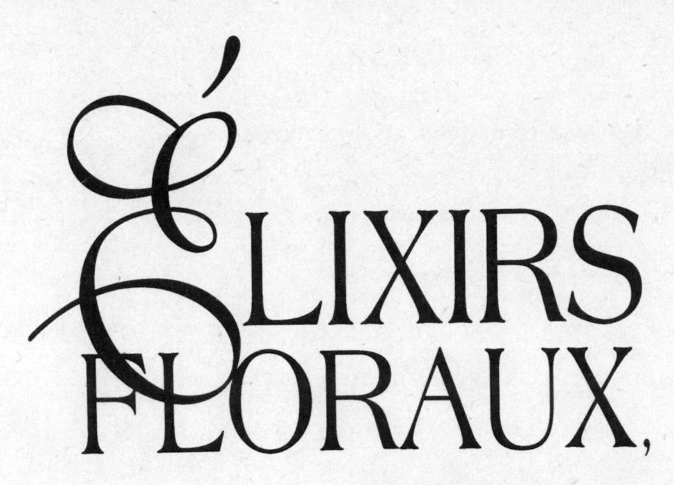

# ÉLIXIRS FLORAUX,

*harmonisants de l'âme*

**Données de catalogage avant publication (Canada)**

Deroide, Philippe

Élixirs floraux, harmonisants de l'âme

ISBN 2-7640-0119-3

1. Phytothérapie. I. Titre.

RS164.D47 1996 615'.32 C96-940656-8

LES ÉDITIONS QUEBECOR
7, chemin Bates
Outremont (Québec)
H2V 1A6
Téléphone: (514) 270-1746


Dépôt légal, 3e trimestre 1996

Bibliothèque nationale du Québec
Bibliothèque nationale du Canada
ISBN: 2-7640-0119-3

Éditeur: Jacques Simard
Coordonnatrice à la production: Dianne Rioux
Conception de la page couverture: Bernard Langlois
Impression: Imprimerie L'Éclaireur

---

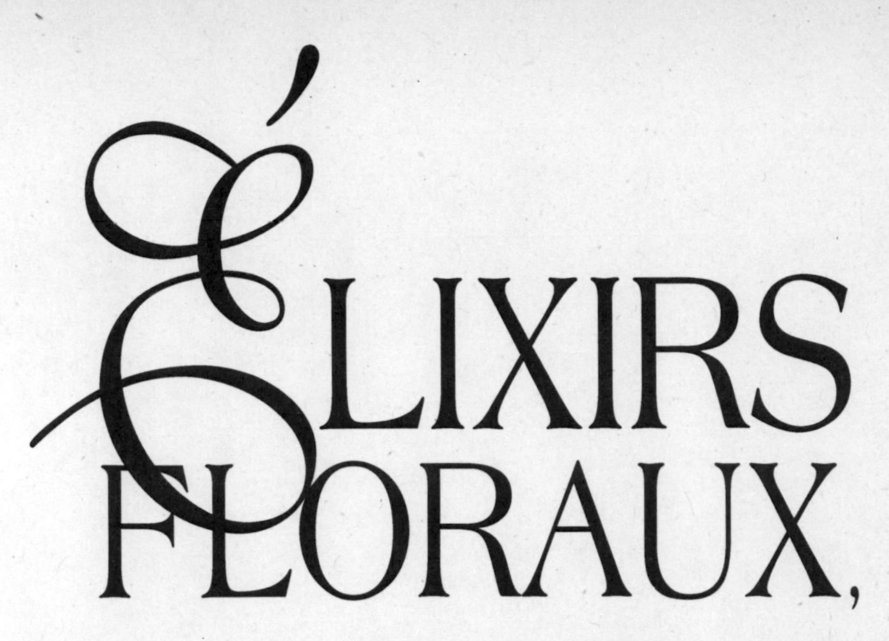


# ÉLIXIRS FLORAUX,
## *harmonisants de l'âme*

*PHILIPPE DEROIDE*

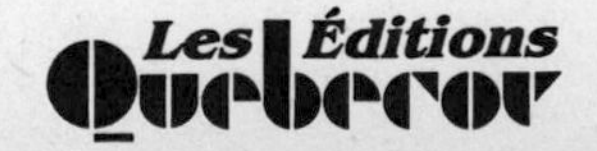

# TABLE DES MATIERES

Chapitre 5



Chapitre 6



Chapitre 7



Chapitre 8



Seconde Partie

**LES FLEURS ET LEURS MESSAGES**

Chapitre 9

## Troisième Partie
## GUIDE PRATIQUE D'UTILISATION

Annexes

# PREFACE

L'aventure des Elixirs Floraux en France a débuté il y a une dizaine d'années dans les montagnes des Alpes avec Philippe Deroide et quelques amis décidés. Ce qui aurait pu ressembler à une expérience éphémère de retour à la nature comme on en voit beaucoup, s'est révélée une authentique démarche, rigoureuse, parfaitement construite pour durer. Le présent ouvrage en est la remarquable démonstration.

Il y a un langage des fleurs, notre tradition populaire en témoigne : dans les jardins ou l'art floral des bouquets. La phytothérapie utilise depuis longtemps les plantes dans une démarche de santé. La science moderne tente d'arracher aux plantes leurs propriétés actives dans un but thérapeutique non dénué d'effets secondaires. Mais la découverte de l'action des fleurs sous la forme des Elixirs est une démarche récente que nous devons à un médecin anglais, le Dr. Edward BACH.

Il est frappant de constater que selon l'approche que l'on a des plantes, on obtient des effets différents :

Le principe actif, ou son équivalent chimique, exerce une action puissante autant chez le sujet sain que chez le malade. D'où l'effet secondaire inévitable et même recherché comme preuve de l'activité. On parle dans ce cas de drogue. L'ambition est de se substituer aux processus naturels considérés comme défaillants.

La phytothérapie agit de manière plus douce, plus proche de l'alimentation, ses indications sont différentes de la médecine chimique. Elle agit comme un régulateur et un stimulant des fonctions.

Avec les Elixirs Floraux on approche les phénomènes de conscience que l'on soupçonne de plus en plus comme déterminants dans la genèse des maladies et de la souffrance.

Toutes ces approches sont complémentaires et ne sauraient s'exclure sous prétexte qu'elles n'ont pas les mêmes prémisses scientifiques.

Le Dr BACH a développé avant guerre une pharmacopée de 38 plantes avec leurs indications, ainsi que la philosophie sur laquelle repose sa démarche. De nombreux praticiens ont enrichi cette littérature, maintenant très complète, avec leur expérience personnelle.

Depuis quelques années, le système s'est élargi avec la recherche d'autres plantes.

C'est la première fois que nous avons un ouvrage original en français sur ces nouvelles fleurs et leurs indications. Philippe Deroide nous fait partager sa connaissance — on pourrait dire son amour — des fleurs et son expérience pratique de leur action par les effets qu'il a pu observer.

Pour être nouvelle, sa démarche rigoureuse est d'inspiration scientifique : il n'y a rien dans son propos qui ne soit vérifié par l'expérience. C'est un plaisir de lire cet ouvrage où l'on peut trouver tout ce qu'il faut pour comprendre et utiliser les Elixirs Floraux dans leur simplicité et leur authenticité.

Les Elixirs n'étant pas des drogues, ils ne sont pas des médicaments au sens médical du terme. Ils ne peuvent pas remplacer les traitements formellement indiqués par ailleurs. On dit qu'ils sont des harmonisants. Leur indication n'est pas déterminée par la maladie mais par la personne et son mode de fonctionnement.

L'état d'harmonie, qui est plus une question individuelle qu'un conditionnement extérieur, est largement ignoré de notre époque dite moderne. Les médias nous informent des drames et des accidents, mais quand nous informe-t-on du rétablissement de l'harmonie ici ou là ? Heureusement l'harmonie est plus répandue que la dysharmonie. C'est lorsqu'on la perd qu'on en mesure l'étendue et que naît le désir de la retrouver. Les Elixirs permettent de retrouver cette harmonie perdue et de rétablir les conditions de la santé physique et mentale.

Les Elixirs Floraux peuvent être utilisés de différentes façons, pour soi-même dans un but de développement personnel, pour son entourage familier, à chaque étape difficile de l'itinéraire d'une vie, en complément des traitements médicaux. Philippe Deroide nous donne des indications pour chacune de ces situations. Il décrit également en détail de manière précise et rigoureuse la méthode de préparation des Elixirs dont il a une grande expérience.

Comme un artisan, il nous fait partager l'intimité de sa relation avec les fleurs. A travers lui, ce sont les fleurs et la nature qui s'offrent sans réserve au lecteur.

Dr Jean ESTRANGIN.

# AVANT-PROPOS

Ce livre accompagne une démarche personnelle dont l'origine remonte à ma petite enfance et dont le souvenir reste à jamais marqué dans ma mémoire. C'était la première découverte de la montagne, un monde mystérieux où les paysages s'harmonisent aux humeurs de l'âme, un monde vivant où les fleurs, les arbres et les herbes s'offrent au regard émerveillé de l'enfant en se contentant, si je puis dire, d'être simplement et pleinement là. Ce premier émerveillement n'a jamais cessé et m'a conduit, tout au long de mon existence, à approfondir cette relation intime et intense avec la nature.

Au début des années 80, je parcourais les terres sauvages de l'ouest américain et m'ouvrais en même temps aux espaces encore plus vastes de ma nature intérieure. Je garde de cette période un souvenir brûlant et parfois confus. Après des années d'errance, je décidais enfin de me séparer de mes vieux habits, en remettant en question mes attitudes, mes comportements, toutes ces vieilles habitudes routinières ancrées en moi depuis longtemps et qui ne correspondaient plus à cette nouvelle compréhension du monde qui jaillissait au fond de mon être. Pour apaiser cette recherche intérieure, souvent tumultueuse, je cherchais dans la nature, le compagnonnage des fleurs, des arbres et je trouvais le réconfort dans la solitude des grands espaces. Au-delà de l'apparence physique du monde qui m'entourait, je ressentais de plus en plus intensément une présence, une énergie, une intensité qui émanaient de chaque plante, de chaque arbre, qui m'accompagnaient et qui m'apportaient la paix du coeur.

Peu après, je rencontrai les élixirs floraux et ce fut une révélation. Tout d'un coup, je pouvais relier ce ressenti intérieur à une nouvelle compréhension du végétal et à une nouvelle approche de la santé. Ce que je ressentais confusément avait désormais un nom, pouvait être identifié et étudié. En utilisant les élixirs floraux, j'ai découvert les qualités exceptionnelles de guérison et de transformation apportées par ces produits préparés à partir de fleurs sauvages. Confronté à une multitude de désordres émotionnels, de peurs, de remises en question, les élixirs floraux m'ont aidé à avancer sur le chemin de la vie.

J'ai toujours eu beaucoup d'attirance pour la nature et je savais puiser en elle, cette énergie, cette force de récupération dont j'avais besoin dans les moments difficiles. Mais cela s'effectuait inconsciemment. En rencontrant les élixirs floraux, je réalisai qu'à travers ces préparations liquides, si anodines en apparence, le monde végétal apportait à l'homme ses qualités de guérison.

Le texte qui suit ne prétend pas apporter la totalité des connaissances actuelles sur les élixirs floraux. Il comporte trois parties distinctes. La partie centrale est une description de 64 élixirs floraux et peut être considérée comme le coeur de l'ouvrage. Elle est composée de matériaux recueillis de différentes sources. Les références de noms d'auteurs sont signalées directement dans le texte. Cette description apporte au lecteur une nouvelle perception de chaque plante utilisée en élixir floral et sur les vertus thérapeutiques qui lui sont associées.

La première partie peut être considérée comme une initiation à une nouvelle approche du végétal et au rapport que celui-ci entretient avec l'homme, être de chair et de sang, mais aussi doté d'une conscience qui s'exprime dans la réalité de l'âme et dans la dimension de l'esprit. Les élixirs floraux, « teintures de conscience liquide » provoquent des changements radicaux au sein d'un individu, et ce jusqu'au niveau physique. J'ai écrit cette première partie pour amener le lecteur à percevoir les élixirs floraux non pas comme de simples antidotes aux tensions, aux stress et aux conflits que nous vivons mais comme de véritables catalyseurs évolutifs nous offrant la possibilité de transformer fondamentalement nos modes de vie. La complexité de certains chapitres de cette première partie peut décourager le lecteur néophyte. Leur lecture n'est pas indispensable pour la compréhension des autres chapitres.

La troisième partie est un guide d'utilisation pratique qui s'adresse aussi bien au débutant qu'au thérapeute confirmé. Il offre au lecteur la possibilité d'utiliser les élixirs floraux non pas dans une démarche symptomatique, mais dans une compréhension globale de l'être humain.

J'espère que la lecture de cet ouvrage apportera au lecteur un nouveau regard et une nouvelle compréhension du royaume végétal. Alors que notre terre nourricière subit un saccage planétaire, il est grand temps que l'homme et la nature retrouvent leur équilibre, dans une relation juste et harmonieuse. A travers les élixirs floraux, les fleurs nous aident à devenir plus éveillés et plus conscients de leur vraie nature. Apprenons à les comprendre, à les respecter et à les aimer.

Je tiens à remercier chaleureusement Francine Rambaud, Louis Goubard, Laurence Noll, Marie-Claude Michel, Brigitte Meylan pour leur aide amicale. Je salue tout particulièrement Dominique Guillet, mon ami et compagnon de travail ainsi que tous les thérapeutes qui m'ont apporté leur appui et qui m'ont aidé à approfondir ma connaissance et ma compréhension des fleurs. J'exprime ma profonde gratitude envers Soraya, ma chère compagne, pour son support constant.

*Août 1992*

# INTRODUCTION

# UNE NOUVELLE APPROCHE DE LA SANTE

*« La parfaite santé et le plein éveil sont en réalité la même chose. »*
*Tarthang Tulku*

Le monde actuel, dans lequel nous vivons, est en profonde transformation. Les différentes crises qui secouent la planète sont l'expression des grands bouleversements qui s'effectuent dans tous les domaines, social, économique, scientifique, politique, culturel, spirituel... Ces bouleversements ont tous la même origine : une perception erronée du monde, toujours considéré comme une grande mécanique pouvant s'étudier de manière objective. Nous agissons « sur » et « dans » le monde, en appliquant des idées et des concepts dépassés, provenant d'une vision du monde périmée.

Depuis le XVIe siècle, la science a développé une vision matérialiste du monde et de l'univers. Privilégiant une approche étroite, abstraite et fragmentée de la nature et de la réalité, elle offre à notre compréhension un monde-machine, un monde-objet, contenant des forces et de la matière inertes, et complètement régi par des lois mathématiques éternelles. Dans cette approche, la matière est perçue comme l'unique et ultime réalité. Le modèle newtonien, réductionniste et matérialiste, est néanmoins de plus en plus remis en cause dans des disciplines aussi fondamentales que la physique et la biologie. La science se trouve désormais confrontée à la nécessité de prendre en compte les implications philosophiques et métaphysiques de ses découvertes dans le domaine de la relativité et de la physique quantique.

Nous avons besoin d'une nouvelle vision de la réalité, se traduisant par un changement radical de nos pensées, par un élargissement de nos perceptions et par une transformation totale de nos valeurs.

L'homme découvre que la terre n'est pas simplement un objet matériel et passif sur lequel les événements arrivent de façon fortuite, mais qu'elle est une structure vivante dont il fait partie intégrante. L'émergence de cette perception nouvelle, qui correspond à une évolution de la conscience de l'humanité à laquelle nous participons, ne se fait pas en douceur car la société est en grande partie incapable d'aborder la question de la créativité sans remettre en question ses acquis.

La pensée scientifique matérialiste a fondamentalement marqué le monde de son empreinte et même si l'on s'aperçoit désormais que cette vision du monde est limitée, elle est toujours omniprésente dans les travaux et les réflexions de la majorité des scientifiques actuels. Le modèle scientifique newtonien est beaucoup plus qu'une théorie scientifique particulière. C'est, comme tous les modèles scientifiques, une façon de penser, une méthode de travail, de réflexion, de communication et de perception intellectuelle. Il repose en grande partie sur les idées et les connaissances techniques transmises au cours de la formation scientifique. Il imprègne les grands courants de pensée et cantonne les esprits dans certaines voies déterminées, qui se creusent avec le temps, jusqu'à ce que l'individu n'ait plus conscience d'être limité. La science, par exemple, accumule les problèmes irrésolus, mais elle est néanmoins convaincue qu'elle arrivera, dans sa démarche actuelle, à tout résoudre. Les certitudes absolues des grands courants de pensée, scientifiques ou philosophiques, freinent l'accomplissement des actes créatifs nécessaires non seulement à l'évolution mais aussi à la survie de l'humanité.

Ainsi dans le domaine de la santé, la compréhension de la maladie est intimement liée à la conception du monde qui prévaut dans la société. De nos jours, la maladie est encore trop souvent uniquement considérée en fonction de causes extérieures et de remèdes. Au cours des siècles passés, de grandes épidémies ravagèrent l'Europe, profitant de conditions d'hygiène désastreuses car les gens de l'époque n'avaient pas établi de rapport entre la maladie et le manque de propreté. La découverte des bactéries et des virus a apporté des progrès révolutionnaires dans la prévention de la maladie et des épidémies mais a également fini par aboutir à la notion actuelle encore prédominante que toute maladie est liée à des causes extérieures. Il a fallu qu'une nouvelle réflexion émerge pour que l'on en arrive à se demander pourquoi certaines personnes, exposées à des causes identiques, tombent malades et d'autres pas.

En outre, au cours des quatre derniers siècles, l'occident a été dominé par une compréhension de l'homme en tant que corps / machine, devant être analysé en fonction de ses parties. L'approche réductionniste a favorisé la fragmentation des connaissances et a privilégié la spécialisation. Elle a permis à la médecine d'effectuer de fantastiques progrès dans sa compréhension du corps humain. Mais la vision du corps / objet n'est plus satisfaisante pour comprendre la réalité de l'homme. Elle est progressivement remplacée par une conception holistique[1] de l'être humain considéré dans sa globalité et prenant en compte les aspects non-physiques de l'être.

De nouvelles perceptions quant à la nature de la maladie se font entendre. En tenant compte du mode de vie, de l'équilibre alimentaire, du stress, des états mentaux et émotionnels, des attitudes et des comportements, elles offrent une nouvelle approche de la santé. Nous savons désormais que la maladie ne surgit pas par hasard de l'extérieur. Elle se développe sur les tensions et les disharmonies de la vie. La conscience apparaît comme la condition indispensable d'un psychisme dont l'existence n'est plus mise en arrière-plan. Cette conception nouvelle, met l'accent sur l'interrelation et l'interdépendance de tous les phénomènes, et s'efforce de comprendre l'homme, non seulement en terme de structure fondamentale mais encore en fonction des multiples processus dynamiques sous-jacents, qui le composent.

Bien que chacun d'entre nous connaisse le sentiment éprouvé lorsque l'on est en bonne santé, il est impossible d'en donner une définition précise. C'est en effet une expérience subjective, difficile à décrire et à quantifier mais dont la qualité est très bien ressentie

---

1. Le mot «holistique» a ses racines dans le grec « *holos* » qui signifie « le tout, l'ensemble ».

intuitivement. Jusqu'à présent la santé était perçue comme un état statique. De plus en plus, on reconnaît la santé comme un état multidimensionnel dynamique impliquant non seulement des aspects physiques, psychologiques et sociaux interdépendants, mais aussi une dimension spirituelle. Comme le souligne Fritjof Capra[2] : « La représentation commune de la santé et de la maladie comme extrêmes opposés d'un continuum unidimensionnel est parfaitement erronée : La maladie physique peut être contrebalancée par une attitude mentale positive et un soutien social, de sorte que l'état général pourra être un état de bien-être. D'un autre côté, des problèmes affectifs ou un isolement social peuvent amener une personne à se sentir malade, malgré une condition physique excellente. Ces multiples dimensions de la santé s'affecteront généralement mutuellement et l'impression d'être en bonne santé sera la plus forte lorsqu'elles seront bien équilibrées et intégrées ».

Les élixirs floraux s'inscrivent totalement dans cette nouvelle approche de la santé qui, au-delà du traitement des symptômes de la maladie, cherche à résoudre le manque d'harmonie sous-jacent. La santé naît d'une attitude, d'une écoute attentive de ce que nous sommes et de ce vers quoi nous allons. La recherche de soi devient une recherche de la santé et réciproquement, la poursuite de la santé conduit à une plus grande conscience de soi.

---

2. « *Le temps du changement* », F. Capra - Editions du Rocher.

PREMIERE PARTIE

# PRINCIPES GENERAUX

## CHAPITRE 1

# LES ELIXIRS FLORAUX HARMONISANTS DE L'AME

*« Observez les Lis des champs, comme ils croissent :*
*ils ne peinent ni ne filent, et je vous le dis,*
*Salomon, lui-même, dans toute sa gloire*
*n'a jamais été vêtu comme l'un d'eux. »*
*Matthieu 6 : 28, 29*

Les élixirs floraux sont préparés à partir de macérations de fleurs dans une eau de source pure exposée pendant quelques heures sous les rayons du soleil. Découvert au début du siècle par le Dr. Edward Bach, ce nouveau système thérapeutique s'est considérablement développé au cours de ces dix dernières années. Bactériologiste et homéopathe réputé, Bach s'aperçut que, dans une maladie, la personnalité du patient importe plus que son corps physique. Il fut l'un des premiers à percevoir la relation étroite existant entre le stress et la maladie, et il prit conscience que la maladie est, au-delà du symptôme apparent, la manifestation d'un déséquilibre sur le plan des émotions, du comportement et des attitudes. A la recherche de remèdes purs, simples et naturels, il orienta ses travaux vers le monde végétal car il y percevait intuitivement une grande force de guérison et de transformation. Il découvrit l'influence des fleurs sur les états d'âme, sur les déséquilibres de la personnalité.

Il s'aperçut que certaines fleurs, portaient en elles une vertu thérapeutique très particulière pouvant être mise en relation avec une qualité de l'âme humaine et susceptible de s'adresser aux situations dans la vie pour laquelle cette qualité est manquante. C'est ainsi qu'il développa la base d'un nouveau système de santé qui utilise les fleurs pour remédier aux perturbations de l'âme.

D'autres approches thérapeutiques utilisent les plantes pour soigner l'homme. La phytothérapie[1] et l'aromathérapie[2] se servent des substances fournies par les plantes médicinales et extraites par différents procédés plus ou moins complexes (infusion, distillation...). Ces substances, riches en molécules actives, agissent d'une façon très précise et parfois à dose infinitésimale, sur une fonction de l'organisme. Les nombreux principes actifs contenus dans les végétaux, qu'il s'agisse des vitamines, des éléments minéraux, des huiles essentielles, et des composés plus complexes tels que les hétérosides et les alcaloïdes, sont extraits des différentes parties de la plante : la racine, la feuille, la tige, l'écorce, l'aubier, les fleurs, les fruits et les graines.

Le système de santé par les élixirs floraux se distingue de ces autres approches thérapeutiques car il utilise les plantes de manière tout à fait différente. Seules les fleurs interviennent dans la préparation d'un élixir floral et encore, seulement au moment du pic de la floraison, lorsqu'elles sont le plus épanouies. Mais la différence fondamentale avec la pharmacologie végétale vient du fait que les élixirs floraux ne contiennent aucun extrait physique provenant de la fleur, aucune substance matérielle active, aucune molécule. Les propriétés apportées par les fleurs, lors de la préparation d'un élixir floral, se situent à un niveau subtil, autre que le plan physique, difficile à percevoir par nos expérimentations et nos sens habituels.

Préparé à partir de la partie la plus noble et la plus caractéristique de la plante, l'élixir floral possède la qualité très spécifique de l'espèce florale utilisée. Cette qualité se situe dans une dimension non-physique, immatérielle et invisible à l'oeil nu, mais a besoin

1. La phytothérapie est une branche de la pharmacologie qui étudie l'emploi thérapeutique des plantes officinales et de leurs produits.
2. L'aromathérapie utilise les essences aromatiques naturelles contenues dans les végétaux. Les huiles essentielles s'obtiennent par distillation, par pression, par séparation à la chaleur ou par incision du végétal.

d'un support matériel pour être véhiculée et transmise à l'homme. Dans un élixir floral, l'eau sert de support pour transmettre à l'homme le « message » de la fleur.

Les « qualités » apportées par les fleurs agissent au plus profond de l'être humain et sont directement perceptibles à la conscience de l'homme. Les fleurs de Bourrache, par exemple, sont la représentation d'une énergie particulière, d'une force qui est absente chez la personne manifestant de la tristesse et du découragement. Le sentiment de tristesse et de découragement est alors contrebalancé par la fleur de Bourrache qui possède une qualité intérieure de courage et d'optimisme. L'élixir floral de Bourrache éveille en l'homme cette qualité et l'aide à surmonter le chagrin, la tristesse et le découragement, lorsqu'il est confronté aux épreuves et au danger.

Se peut-il qu'au-delà de son apparence et de sa réalité physique, au-delà de sa nature biochimique, la fleur puisse révéler une qualité intérieure, expression même d'une réalité immatérielle, invisible en apparence et pourtant très active ?

La fleur représente une étape très particulière dans la vie d'une plante. C'est lors de son apparition que s'exprime pleinement l'individualité de la plante. En botanique, d'ailleurs, le système de classification des plantes s'effectue principalement par les fleurs. La fleur est le siège des forces reproductives de la plante, où un nouveau potentiel vital apparaît avec la graine. Avec leurs formes multiples, leurs couleurs harmonieuses, leurs parfums subtils, les fleurs ne seraient-elles donc qu'une habile mécanique susceptible d'attirer les insectes, permettant ainsi leur pollinisation et assurant, comme le déclarent les Darwinistes, « la survivance des mieux adaptés » ?

Envisageons une autre possibilité, beaucoup plus en harmonie avec le sentiment qui nous inspire lorsque nous nous retrouvons au milieu des fleurs, par une belle journée de printemps. Ce n'est pas par hasard que les fleurs, de tous temps, ont symbolisé les nombreux sentiments de l'âme humaine. Les fleurs possèdent une signification qui dépasse leur simple apparence physique. Comme tous les êtres vivants, elles expriment dans leur apparence physique une réalité plus profonde.

Les fleurs sont une manifestation particulière de la création divine. Elles entretiennent une relation très étroite avec l'homme qui dépasse largement le cadre de l'esthétisme ou du symbolisme. Elles sont l'expression de champs de forces qui vivent également en nous, dans nos pensées et nos sentiments. Elles sont l'incarnation de « l'âme de la nature ». Au-delà de sa réalité physique et biochimique, la fleur est l'élément essentiel de la plante dans lequel cette « âme de la nature » déverse ses qualités. De la même façon qu'il nous est impossible d'expliquer un tableau de maître par l'analyse de la composition chimique du tableau, nous ne pouvons pas nous contenter de l'analyse physique de la fleur pour y lire et y comprendre la qualité intérieure qu'elle transporte.

L'élixir floral établit un pont entre la plante et l'homme, il transporte le message de la fleur au coeur de l'homme. Ce message, apporté par les forces vivantes de la nature, résonne dans l'âme humaine prête à l'accueillir. Chaque élixir floral est porteur d'une structure vibratoire particulière qui représente son essence, sa qualité et qui correspond aux traits de personnalité, aux attitudes et aux émotions de l'être humain. Lorsque l'élixir est ingéré, sa fréquence énergétique entre en résonance avec celle du patient et induit le processus curatif. Ce concept de résonance est central en médecine vibratoire bien qu'on ne comprenne pas encore complètement comment cette résonance est suscitée ni ce à quoi elle correspond exactement.

L'être humain est un organisme multidimensionnel, fluctuant et dynamique, en évolution et en transformation constantes. La santé, nous l'avons dit, n'est pas un état statique et permanent car elle implique une activité continue, reflétant la capacité de l'individu à répondre au changement et à faire face aux pressions de l'environnement. La vie est un fleuve qui conduit l'homme vers de nouveaux rivages, vers de nouvelles expériences, vers de nouvelles perceptions. Nous pouvons comparer les phases de la vie chez l' homme aux saisons dans la nature. Il y a des périodes calmes et harmonieuses, où tout va bien et des périodes agitées où les turbulences s'installent. Avec les saisons, comme avec les périodes de la vie, le métabolisme de l'homme se transforme, sa conscience et sa perception du monde évoluent également. Face aux changements, l'être humain ne sait pas toujours réagir correctement car il est souvent prisonnier d'habitudes routinières, d'attitudes et de schémas mentaux dépassés qui ne correspondent plus à ce dont il a besoin. Alors, en se forçant ou en s'obligeant, consciemment ou inconsciemment, à maintenir une vision des choses qui n'a plus sa raison d'être, il « remonte le fleuve de la vie à contre-courant » et se trouve confronté aux épreuves et aux maladies. Nous savons que les conflits non résolus, les aspirations refoulées, les émotions retenues peuvent être poussés dans le champ de la conscience par la maladie. Les élixirs floraux nous aident à élargir notre champ de conscience et à transformer nos blocages afin de permettre l'émergence de nos potentialités, de faciliter l'expression de nos capacités propres. Ils nous amènent vers une meilleure compréhension de notre existence en nous aidant à être plus à l'écoute de nous-mêmes et à devenir plus responsables de nos actes.

L'énergie transformatrice des élixirs floraux s'expérimente de diverses façons :

En tant que remèdes, ils s'adressent aux conflits internes, aux tensions, aux blocages émotionnels ainsi qu'aux problèmes physiques qui en découlent. Ils nous aident à surmonter les difficultés en s'attaquant directement à la source du déséquilibre.

En tant que catalyseurs d'évolution consciente et de transformation, ils nous aident à développer nos potentialités. En nous ouvrant à l'écoute de notre propre et unique vérité intérieure, ils agissent au coeur de la véritable dimension de l'homme, celle de l'esprit.

Intégrant les dimensions physiques, mentales, émotionnelles et spirituelles de l'homme, les élixirs floraux sont des aides dans la vie qui purifient l'âme de ses tensions et de ses disharmonies, et conduisent l'homme vers un bien-être plus global.

# CHAPITRE 2

# HISTORIQUE

*« Notre tâche est de devenir ce que nous sommes. »*

*Théodore Roszak*

## *La découverte des plantes médicinales*

Le système de santé par les élixirs floraux plonge ses racines dans l'histoire de l'humanité et dans la relation que l'homme a établi avec le monde végétal. En nous penchant sur l'histoire de cette relation, nous découvrons ainsi les grands précurseurs qui ont préparé la venue de ce système thérapeutique.

Les plantes accompagnent les hommes et les animaux depuis les temps les plus lointains. La nourriture des hommes et des animaux dépend du monde végétal et sans les plantes, l'homme n'aurait pu subsister sur terre.

Depuis des millénaires, l'homme a utilisé les différentes parties des plantes pour se nourrir et se soigner. Six mille ans avant Jésus-Christ, l'homme ne se nourrit que de plantes sauvages. L'être humain passe ainsi la plus grande partie de son temps à la recherche de nourriture. Ce n'est qu'à l'avènement des premières grandes civilisations que l'homme apprend à s'alimenter en produisant des plantes cultivées à partir de plantes sauvages.

Comment l'homme fut-il amené à découvrir les vertus thérapeutiques des plantes ? Cette question donna lieu, à travers les siècles, à de nombreuses hypothèses :

Selon l'hypothèse la plus simple et si l'on en croit l'histoire classique, l'homme découvrit la connaissance des plantes par une alternance d'essais et d'erreurs, une connaissance basée sur le compte du hasard. Les premiers hommes, en se nourrissant de végétaux, découvrirent que certains d'entre eux étaient toxiques ou vénéneux et que d'autres produisaient une action spécifique. Lorsqu'ils comprirent que les plantes pouvaient exercer une action thérapeutique, ils se mirent à essayer tous les végétaux pour chercher des remèdes contre toutes les maladies. En perfectionnant sa connaissance des plantes, l'homme vint à les reconnaître et à les cataloguer selon leur action.

Une autre hypothèse, que l'on entend parfois, invoque l'instinct qui attira l'homme naturellement vers les plantes qui devaient lui être bénéfiques, comme le font les animaux : les chèvres se purgent en broutant l'ellébore, les chats en mangeant les jeunes pousses d'avoine...

Les deux premières hypothèses citées ci-dessus, ont certainement contribué à la découverte de plantes médicinales mais si l'une tient compte de l'expérience directe et l'autre d'un instinct « animal », toutes les deux apparaissent limitées car elles abordent l'être humain des temps anciens sans tenir compte de l'évolution de son champ de conscience. La première de ces hypothèses part du principe que les premiers hommes percevaient leur environnement et le monde dans un état de conscience, peut-être plus primaire, mais néanmoins très proche du nôtre. Dans la seconde hypothèse, l'homme est considéré comme un être vivant primitif, plus proche de l'animal que de l'homme civilisé d'aujourd'hui.

Nous rencontrons une autre hypothèse dans les traditions religieuses : celle de la Révélation. Dans la Bible et le Coran, Dieu crée les médicaments et les offre aux hommes. Les Grecs attribuaient la découverte des plantes médicinales au dieu Esculape et les Indiens, à Brahma, le créateur.

Si l'on écoute les traditions ésotériques, nous ouvrons la porte à une autre hypothèse qui intègre et élargit plusieurs des possibilités évoquées ci-dessus. De grands clairvoyants tels que Rudolf Steiner ou Edgar Cayce nous ont apporté des informations sur les très anciennes civilisations de la Lémurie et de l'Atlantide qui, selon eux, se seraient développées il y a 500.000 ans. A cette époque, nous disent-ils, la terre était plus perméable aux influences spirituelles provenant de l'univers. Les hommes possédaient un sens naturel, disparu depuis, pour sélectionner telle ou telle plante en fonction de ses qualités médicinales. Cette qualité intuitive leur permettait de pénétrer intérieurement dans la vie de la plante, de percevoir directement les propriétés des plantes en entrant en relation avec les « esprits », les êtres créateurs agissant dans la nature. Cette perception inconsciente, comme dans un état de rêve, une « conscience de rêve » différente de l'instinct animal, a disparu de nos jours mais certaines cultures, aujourd'hui en voie de disparition, ont conservé quelques traces de ce pouvoir « magique ». Dans la vison du chamanisme, pratiqué encore dans quelques tribus, l'exercice de la médecine est l'exercice du pouvoir. Le chaman s'adresse directement à la maladie en s'alliant aux esprits qui gouvernent les plantes, les animaux, les minéraux et les sources. Le chaman travaille avant tout sur l'esprit du patient et sa médecine est la plupart du temps incomprise par l'homme moderne car sa conception de la vie est différente.

On peut se demander maintenant pourquoi cette forme de relation avec la nature n'existe plus de nos jours qu'à l'état de vestiges chez quelques peuplades. Nous devons pour cela considérer le fait que la conscience de la nature chez les hommes s'est considérablement transformée au cours des civilisations passées. C'est une erreur de croire que seuls l'intellect et la raison ont évolué au cours de l'histoire de l'humanité. L'histoire humaine a été traitée du point de vue économique et social, du point de vue de l'évolution des idées et des techniques, mais rarement du point de vue de l'homme lui-même et de son champ de conscience. Au cours des millénaires qui se sont écoulés depuis l'apparition des premières grandes civilisations, la conscience de l'homme s'est progressivement individualisée. Sa perception du monde et sa relation avec son environnement se sont considérablement modifiées. L'histoire du dernier millénaire par exemple nous montre l'évolution de cette individualisation. Ainsi, jusqu'au Moyen-âge, par certains aspects, la conscience de l'individu se rattache encore à une conscience de groupe. Les noms propres n'existent pas et l'individu se définit essentiellement par rapport à son clan, à sa lignée, bref à une communauté d'individus. L'inconscient collectif est souvent prédominant face à un inconscient personnel dans lequel l'expérience individuelle ne s'exprime pas pleinement.

Les grandes civilisations vont apporter à l'homme une structure sociale, économique et religieuse, nécessaires à sa survie et à son évolution, mais en même temps, elles vont éloigner l'homme de la nature. L'osmose profonde entre l'homme et son environnement va progressivement disparaître pour laisser la place à un processus d'individualisation. L'étude des civilisations qui se sont succédées au cours des sept derniers millénaires nous montre l'évolution de la relation que l'homme établit avec son environnement. Un grand changement de conscience semble s'être effectué lors du passage de la civilisation égyptienne à la civilisation grecque.

## *La conscience humaine dans l'antiquité*

La civilisation perse, par l'intermédiaire de Zoroastre (Zarathoustra) a apporté une conception de la réalité en tant que polarité, en tant que dualité. L'homme prend conscience de la terre et du ciel, il distingue la lumière et l'oppose aux ténèbres. Par la pureté de sa vie, de ses actes et de ses pensées, l'homme doit contribuer à l'émergence du bien pour que diminue le mal. Les Perses considèrent les maladies comme une conséquence de l'invasion du corps par les mauvais esprits. De nombreuses plantes sont utilisées pour chasser les démons, c'est-à-dire les maladies.

La civilisation des peuples de l'Inde avait une grande connaissance de l'esprit mais leur relation avec la terre, qu'ils considéraient comme Maya, illusion, était très différente de la nôtre : Ils nous ont apporté leurs connaissances spirituelles, mais ils ne se sont pas intéressés à la terre, à la matière, comme nous le faisons de nos jours. La médecine indienne ayurvédique trouve son origine dans les Vedas, les textes sacrés des Rishis, ces éminents sages de l'Inde qui interrogèrent les dieux. Dans les premiers temps de la médecine ayurvédique, les plantes jouent un rôle fondamental. Parallèlement à leur pouvoir thérapeutique, elles possèdent un pouvoir magique d'ordre religieux, et chacune d'elles est associée à une divinité. La tradition ayurvédique s'est transmise à travers les millénaires. Au IVe siècle après J-C, le Susruta, livre ayurvédique, énumère près de 800 remèdes, dont 700 sont à base de plantes.

La civilisation égyptienne, puis la civilisation grecque ont conduit l'homme à la recherche de cette union entre la terre et le ciel, entre l'homme et le monde spirituel. A travers leur culte des morts, les égyptiens ont développé une recherche spirituelle consciente au détriment de cette approche intuitive directe mais inconsciente avec la nature, qui existait auparavant. Ils ont réalisé que l'on pouvait trouver sur terre la signification du ciel. L'usage des plantes est très répandu dans l'ancienne Egypte. Le thérapeute, à la fois médecin, prêtre et magicien, est en contact avec les forces invisibles de la nature. Un millénaire avant J-C, les égyptiens sont les premiers à refuser l'association entre médecine et magie. Ainsi débute la spécialisation de la médecine.

Les égyptiens ont transmis leur compréhension du monde à la civilisation grecque dont la phrase de l'oracle de Delphes « Connais-toi toi-même » est le symbole le plus marquant. Le passage de la civilisation égyptienne à la civilisation grecque va entraîner pourtant un grand changement dans la conscience de l'homme. L'humanité passe graduellement d'un état lié au ciel à un état attaché à la terre. Isis, la déesse égyptienne qui représentait la sagesse cosmique lointaine et inaccessible, se transforme en Sophia chez les grecs. L'homme fait l'expérience d'une nouvelle approche du monde des sens : Le désir de connaissance apparaît, le besoin de différenciation jaillit. L'art égyptien, obéissant à une loi unique pendant plus de 3000 ans, laisse la place à l'art grec à travers lequel l'artiste exprime par son individualité une nouvelle compréhension du monde.

L'homme d'aujourd'hui se sent beaucoup plus proche de la civilisation grecque que de la civilisation égyptienne et la philosophie grecque est à la source d'une grande partie de nos modes de pensée. L'humanité est alors perçue comme sacrée. Les grecs considèrent la terre comme un être vivant et conscient qu'ils nomment Gaïa, la mère divine universelle. La guérison de l'homme est provoquée par l'intervention extérieure de la divinité, qu'il s'agisse du dieu Esculape ou de Gaïa, la nature perçue dans son essence divine. Au début de l'Hellade, les « rhizotomoi », collectionneurs de plantes médicinales, découvrent les plantes guérisseuses en utilisant la magie et en développant une communication secrète avec les végétaux. Peu de temps après, Aristote, un des grands philosophes de la Grèce antique, va développer une compréhension de la nature dans sa théorie des 4 éléments : l'eau, la terre, l'air et le feu. Hippocrate, le

« père de la médecine », définit la santé comme l'équilibre des humeurs, les quatre fluides vitaux du corps physique (sang, bile jaune, bile noire, phlegme) en rapport direct avec les quatre éléments. La maladie est perçue comme une disharmonie des quatre humeurs. La quadripartition de la nature, de l'homme et des remèdes est le fondement même de la pensée hippocratique. Plus tard, au début du Ie siècle ap. J-C, en s'appuyant sur l'oeuvre du botaniste Théophraste, Dioscoride développa la première matière médicale en écrivant sur les plantes et sur leurs effets thérapeutiques. Il posa les premiers jalons d'une nouvelle science, la pharmacognosie.

Les plantes médicinales étaient largement utilisées chez les romains qui reçurent, dans le domaine de la médecine, l'influence profonde du monde grec. Sur les 37 ouvrages de son Historia naturalis, Pline, contemporain de Dioscoride, consacra 8 livres aux substances tirées du monde végétal. Au IIe siècle, Galien, un des plus prestigieux médecins de l'Antiquité, affina la pensée hippocratique. Il estimait que toute substance thérapeutique peut, comme les éléments de la nature, être chaude ou froide, sèche ou humide. A partir de ces 4 qualités premières, il distingue les qualités secondaires qui résultent du mélange des qualités premières. Chacune des qualités premières est partagée en quatre degrés. Cette gradation des qualités permet de qualifier avec précision la force du remède et d'en spécifier son usage. Mais cette précision est néanmoins toute subjective car à cette époque, le remède est appréhendé qualitativement, à partir d'une compréhension intuitive de la plante.

La chute de l'empire romain et son invasion par les tribus nordiques entraînent l'Europe dans une longue période de troubles au cours de laquelle jaillit le christianisme naissant. Tout au long du premier millénaire de notre ère, la science médicale décline considérablement. Le savoir grec, rejeté puis oublié, s'éloigne vers l'Orient. En Occident, à l'abri des batailles et des épidémies, les moines préservent les anciens textes gréco-romains. Les monastères deviennent alors les réceptacles de la tradition.

## ***Hildegarde de Bingen et le Moyen-Âge***

Chez les Grecs, la maladie était vécue comme un déséquilibre et la guérison se manifestait grâce à l'intervention extérieure de la divinité. Dans l'Europe médiévale, la pensée chrétienne favorise la naissance de la conscience de soi. L'homme découvre l'importance de la maladie sur le chemin d'évolution personnelle. Il apprend à rechercher à l'intérieur de lui-même ce qu'il avait cherché jusqu'alors, à l'extérieur.

Hildegarde de Bingen, bénédictine du XIIe siècle, marque son époque par ses observations, ses recherches et ses écrits dans des domaines aussi variés que la politique, la médecine ou la spiritualité. Ses ouvrages scientifiques surprennent encore de nos jours par la qualité de leurs observations et l'originalité de leur vision. « De arboris » complète les connaissances anciennes de Théophraste, Dioscoride, Galien et Pline en divulguant les propriétés de plus de 200 plantes dont certaines, comme l'Arnica, sont signalées pour la première fois. En s'intéressant aux vertus thérapeutiques de la rosée, Hildegarde de Bingen apporte une compréhension énergétique du royaume végétal.

Dans son ouvrage sur les églises romanes, Jacques Bonvin[1] nous apporte une nouvelle compréhension des motivations des moines bâtisseurs du Moyen-Âge. Par la connaissance et l'utilisation des énergies cosmo-telluriques, ils savaient mettre l'homme en résonance avec le cosmos, à travers un parcours initiatique au sein de l'église. « Les chapiteaux de feuillages et de fleurs, avant d'être la représentation d'un gigantesque herbier, ne sont que des émetteurs énergétiques, utilisés pour soigner et guérir les gens, dans la mesure de leurs possibilités de conscientisation. De même que chaque cellule du corps humain possède en elle l'ensemble des potentialités de l'individu, chaque chapiteau, comme un hologramme, possède en lui-même l'information vibratoire de la plante médicinale qu'il représente. Il peut ainsi transmettre la même énergie que libérerait la plante, à condition qu'il soit utilisé conformément aux cycles cosmo-telluriques qui conditionnent la vie de la plante elle-même ». Le bâtisseur de l'époque, mettait en oeuvre les énergies vibratoires de la plante en les transférant sur le chapiteau où se trouvait sculptée

---

1. « *Eglise Romane, lieu d'énergie* » - Jacques Bonvin et Paul Trilloux — Ed. Dervy

la représentation de la plante. Les énergies vibratoires se manifestent dans toutes les créations de l'homme, et plus particulièrement dans celles qui ont été baptisées symboliques[2]. Les plantes représentées sur les chapiteaux n'agissent pas que sur le corps physique, elles changent le comportement de l'homme en profondeur pour en faire un homme nouveau. L'être humain découvre qu'il a la capacité intérieure de surmonter ses déséquilibres grâce à sa propre évolution et transformation spirituelle. Mais cela nécessite de sa part, un besoin de résonance, de participation intérieure et de prise de conscience qui explique, à l'époque, le caractère initiatique du parcours. Toutes les plantes rencontrées sur les chapiteaux des églises romanes étaient connues pour leurs vertus thérapeutiques et, au-delà, pour leur action sur les plans subtils de l'être humain.

Nous comprenons mieux cette approche énergétique et initiatique des plantes en étudiant le Circa Instans de Platéarius. Celui-ci rassemble, à Salerne, tous les savoirs médicaux basés sur les trois règnes, minéral, végétal et animal. Son ouvrage, copié, recopié et augmenté, aboutit vers 1480 au Livre des Simples Médecines[3], aboutissement du savoir et de la tradition. Ce chef d'oeuvre de l'art pictural, décrivant plus de 300 plantes, nous donne une image précise non seulement du savoir botanique de l'époque mais aussi de la relation existant entre l'homme et la nature. C'est un ouvrage remarquable dans lequel s'y croisent deux perceptions et deux compréhensions du monde.

L'université de Salerne prit un essor considérable à partir du XIe siècle sous l'impulsion de Constantin l'Africain qui ramène en Europe le savoir grec auquel s'ajoute celui des arabes. A cette époque, le rayonnement de l'Islam s'étend jusqu'en Espagne et grâce aux arabes, la médecine médiévale va reconnaître une fois pour toutes la tutelle des grands maîtres de l'antiquité.

Les plantes, dans le Livre des Simples Médecines, y sont repré-

2. Toutes les magies traditionnelles utilisent un support pour opérer des transferts d'énergie. Jung a souligné l'immense potentialité énergétique des archétypes, ces images originelles existantes dans l'inconscient humain, qui portent chacune leur énergie spécifique et dont nous ne pouvons être bénéficiaire tant que nous ne les avons pas incorporées à notre vie d'une façon ou d'une autre. L'archétype est une énergie vibratoire de nature transcendante, indépendante de l'esprit humain, dont l'essence ne peut être appréhendée que par la forme à travers laquelle il se manifeste.

3. « *Le Livre des Simples Médecines* » (1480) Bibliothèque Nationale.

sentées de manière réaliste ou stylisée, pour les planches les plus récentes et imaginaire pour les schémas les plus anciens. Dans ce dernier cas, l'image de la plante est alors incompréhensible à nos yeux car nous avons perdu les clés d"une compréhension où l'idée seule décide de l'image. La fin du Moyen-Âge marque un tournant essentiel dans cette correspondance entre l'homme et la nature. A cette époque charnière, « l'envie de connaître la nature visible des choses est très vive, mais en même temps, le réel reste malléable dans la main du Créateur[4] ». La correspondance entre l'homme et la nature est encore une évidence vécue. La plante est perçue comme un être vivant bien qu'il ne reste que quelques survivances de cette perception directe qui existait en des temps lointains. Désormais, seul l'initié est en relation avec le monde invisible. Albert le Grand écrivait à propos de certaines plantes : « Nous ne pouvons pas attribuer leur activité à leurs seules qualités, c'est plutôt que leur qualité active ou passive, tire son activité d'une vertu qui existe dans l'esprit de la plante ». L'herboriste du Moyen-âge porte toute son attention aux influences des astres qui agissent sur le développement des plantes et sur le destin des hommes. Par son invocation, il demande assistance au végétal et peut ainsi recevoir et transmettre les forces de guérison. Si l'on s'en réfère au « Livre des Simples Médecines », la plante apparaît comme une interlocutrice, capable de soigner par sa seule présence, de libérer (grâce à un rituel spécifique) les forces nécessaires de la guérison. L'herboriste de l'époque ne connaît pas les principes actifs constituant la chimie de la plante; par contre, il l'interroge sur ses pouvoirs et son utilité.

Le « Livre des Simples Médecines » nous montre l'existence, à cette époque, d'une médecine analogique qui établit une similitude de phénomènes entre le malade et ses remèdes. Utilisée depuis des millénaires en médecine ayurvédique indienne et en médecine africaine, la loi d'analogie sera développée au XVIe siècle par Paracelse, dans sa doctrine des signatures.

A la fin du XVe siècle, apparaît la Renaissance : une période de transformation, de renouvellement social, culturel et spirituel qui s'étend sur plus d'un siècle et qui va bouleverser notre compréhension du monde. L'avènement du rationalisme condamne les anciens savoirs d'origine intuitive à disparaître ou à se transformer. La

4. Pierre Lieuthagi — Commentaire sur le Livre des Simples Médecines.

pensée s'émancipe de l'autorité de l'église et devient plus abstraite, plus intellectuelle. L'ancien regard, guidé par l'écoute de l'homme vers la nature, laisse place à une froide et rigoureuse observation. Pitton, Camérarius et plus tard Linné, Darwin et bien d'autres, par leur approche analytique, ont posé les bases de la botanique moderne. Le contact privilégié que l'homme entretenait avec la nature disparaît au profit d'une conception scientifique rationalisée. A cette époque charnière, alors que le monde moderne est en train de naître, apparaît Paracelse, un homme remarquable, porteur à la fois d'une tradition alchimique reliant l'homme à la nature, tradition qui allait être condamnée par l'avénement du matérialisme, et d'une nouvelle démarche médicale, plus précise, plus consciente, favorisant l'observation et l'expérimentation.

## *Paracelse*

Médecin et alchimiste suisse du début du XVIe siècle, Paracelse fut le pionnier qui, par sa compréhension « chimique » du monde, développa les bases de la médecine moderne, de la pharmacologie et de la biochimie. Très troublé par la médecine de son époque qui ne s'intéressait pas au traitement des maladies, il fut un des premiers à utiliser les substances médicinales selon la loi des similitudes, anticipant ainsi les travaux d'Hahnemann. Dans son oeuvre, nous reconnaissons également les éléments rudimentaires de la médecine allopathique. Néanmoins, nous avons oublié son message essentiel : l'union du spirituel et du matériel, du particulier au tout, de la nature au Divin. Pour Paracelse, l'approche réductionniste et matérialiste actuelle est impensable car le corps et l'âme sont indissociables. Il proclame que l'origine de la guérison est dans le divin et il parle de l'« Archaüs », l'élément de vie, comme étant une réalité en soi. Sa médecine est une médecine du coeur qui intègre la sagesse de la nature, la force vitale et les capacités spirituelles de la nature humaine.

Paracelse fut le concepteur d'une nouvelle approche du monde végétal. Protestant contre les vieux dogmes médicaux de Galien, il demandait à ses étudiants et à ses élèves d'examiner la nature afin de pouvoir apprendre sans préjugés, non plus à partir des livres, mais directement à partir de cette nature. C'est ainsi qu'il découvrit la relation existant entre la forme physique d'une plante et ses qualités intérieures, son « essentia ». Il étudia également l'influence des planètes sur le monde végétal et s'intéressa aux vertus thérapeutiques de la rosée récoltée sur les plantes pour traiter les déséquilibres de ses patients. Mais Paracelse est surtout renommé pour sa doctrine des signatures. Il perçut le lien existant entre le macrocosme de la nature et le microcosme de l'être humain : l'homme fait partie intégrante de l'univers dans lequel il vit, il est en interdépendance avec tous les éléments composant notre monde.

La doctrine des signatures nous indique qu'il est possible de trouver des indications concernant les propriétés médicinales des plantes, en remarquant les similitudes existant entre la forme de certaines plantes et la forme des organes de l'homme. Cette doctrine des signatures fut formulée et systématisée par Paracelse et par le physicien Della Porta, mais elle remonte à la plus haute antiquité car on la retrouve chez les Indiens, les Chinois et même chez les Romains. Selon cette approche, le semblable guérit le semblable et certaines plantes ne libèrent leurs énergies qu'en respect d'un certain ordre universel. De nombreuses indications de la doctrine des signatures ont passé récemment avec succès l'examen de l'expérimentation clinique. La Chélidoine, plante à suc jaune qui brunit au contact de l'air, est utilisée pour soigner les affections du foie et de la vésicule biliaire qui sécrètent un suc de même couleur. Cette analogie a indiqué la plante dans les affections de la vésicule biliaire dont elle calme effectivement les spasmes. Le Millepertuis, dont les feuilles, lorsqu'on les regarde par transparence, apparaissent criblées de trous, comme autant de blessures, est le remède des blessures et des brûlures. C'est une plante cicatrisante et anti-inflammatoire très efficace.

Paracelse nous dit : « Observons la plante et percevons en elle la signature de sa guérison ». Comprenons bien ces paroles. C'est une vision trop étroite de croire que les plantes sont médicinales uniquement par les principes actifs qu'elles renferment et que ce sont ces substances biochimiques qui leur donneraient leurs diverses propriétés. Aujourd'hui les laboratoires de chimie pharmaceutique étudient systématiquement les propriétés des différents constituants des plantes. Ils découvrent de nouvelles molécules par la méthode de « screening » qui modifie progressivement la structure chimique des principes actifs déjà découverts. Et pourtant la simple analyse chimique des plantes ne suffit pas à expliquer leur action. Jean-marie Pelt a travaillé sur l'Artichaut, remède de l'insuffisance biliaire. Il a constaté que de nouvelles propriétés apparaissent par l'addition de substances qui, prises isolément, sont dénuées d'effet. Le tout est plus important que la somme des parties et connaître isolément chacune des parties ne suffit pas à connaître le tout.

Paracelse nous montre que chaque plante exerce à l'endroit où elle pousse, une « impulsion thérapeutique » qui s'exprime non seulement dans ses constituants internes, mais aussi dans sa forme, son port, son mode de croissance, sa couleur, son parfum.

## *Goethe*

Goethe, au XVIIe siècle, a très bien perçu cette impulsion thérapeutique. Goethe est surtout connu pour son oeuvre littéraire. Ce fut un scientifique remarquable réputé pour sa théorie des couleurs qui s'est intéressé à la forme et à l'évolution des formes dans le monde végétal. Goethe nous apprend que toutes les formes des plantes sont générées par un seul et unique schéma de base, la plante archétypale. Cette plante primordiale peut se définir comme une entité énergétique susceptible de donner vie à toutes les plantes du royaume végétal. Il introduisit l'idée que les plantes peuvent, comme l'homme, évoluer et posa ainsi les bases de l'évolutionnisme près de 50 années avant Darwin. Goethe nous donna une image dynamique et vivante de la plante, permettant de la saisir en tant qu'être « sensible et suprasensible », dans sa dimension matérielle et spirituelle. Dans sa doctrine des Métamorphoses, Goethe nous dit que l'essence, l'être primordial de la plante, son archétype, se manifeste dans la matière à travers 3 étapes évolutives. Il mit ainsi en évidence les forces de contraction et d'expansion qui s'expriment dans le monde végétal et qui permettent aux forces « suprasensibles », de se manifester sur le plan physique. De la graine (très contractée) ou du bourgeon, naît la plante feuillée; celle-ci se contracte à nouveau dans le calice et se dilate à nouveau dans la fleur; enfin elle se contracte dans l'ovaire pour se dilater dans la formation du fruit. Contractée, la plante est peu formée sur le plan physique mais elle possède une grande vitalité. Dilatée, la plante déploie son architecture dans le monde physique mais perd son énergie vitale. Une graine est peu formée mais elle déborde de vie. La fleur par contre apporte sa forme aboutie mais elle est très éphémère.

L'oeuvre scientifique de Goethe est tombée dans l'oubli. N'oublions pas qu'à la même époque apparaissent des personnalités telles que Lavoisier et Priestley qui contribuent à la naissance de la chimie moderne et à l'avènement du matérialisme scientifique. Pour ce XIXe siècle qui, à travers la science, offre à l'homme la possibilité mais aussi l'illusion d'agir sur le cours des choses, Goethe reste avant tout un homme de lettres et un poète. Il faudra attendre la fin du XIXe siècle pour que Steiner retrouve les travaux de Goethe et décide de les poursuivre.

## *Hahnemann*

Médecin allemand de la fin du XVIIIe siècle, Hahnemann, contemporain de Goethe, fut le créateur de l'homéopathie. Il apporte au monde une nouvelle vision de la médecine dans laquelle la maladie est considérée comme le résultat de modifications de la force vitale, cette force vitale qui est à la base de tout phénomène physique, émotionnel et mental. Le but de l'homéopathie est de guérir les maladies par la stimulation de l'énergie vitale. Hahnemann refuse le réductionnisme en vigueur à son époque et il considère que la maladie possède une signification à échelle humaine. Il remarque que certaines maladies sont spécifiquement corporelles, sans transformation psychique, tandis que d'autres sont mentales et possèdent peu ou pas de symptômes physiques. Face à une médecine mécaniste qui établit une division absolue entre le corps objectif et l'âme subjective et qui ne considère comme réel que ce qui peut être pesé, l'homéopathie d'Hahnemann prend en compte le rôle de la conscience dans tout processus de guérison.

Les remèdes homéopathiques sont fabriqués à partir de substances animales, végétales ou minérales et ingérés sous une forme parfois très diluée. Le niveau de dilution est souvent tel que plus une seule fraction même infime de molécule de la substance originale n'est présente dans le remède. Si l'on considère que les hautes dilutions ne contiennent plus que le message de l'information donnée par la substance de départ, on rejoint la théorie de la préparation des Arcanes (Archaüs) de Paracelse, qui aère la matière pour en libérer la quintessence.

## *Steiner*

Goethe nous a apporté une image vivante de la plante et de ses forces formatrices en action mais sans établir un rapport direct avec l'homme. C'est le philosophe, scientifique et pédagogue Rudolf Steiner qui a établi les relations fondamentales entre l'homme et la plante.

Steiner, dans son oeuvre considérable qu'est l'Anthroposophie, a mis en évidence les dynamismes organiques et vitaux qui, au-delà de la réalité physico-matérielle, ne sont pas directement accessibles aux sens des observateurs ni à leurs instruments. Dans sa science de l'homme et de la nature, Rudolf Steiner établit une cartographie précise de l'être humain en décrivant ses quatre constituants : le physique (domaine de la matière), l'éthérique (domaine de l'énergie vitale), l'astral (domaine de l'âme, de la personnalité), le Moi profond (domaine de l'esprit). Il s'intéressa aux plantes dans leur réalité physique et aussi dans leur dimension énergétique, ce corps vital éthérique qui fait d'elles des êtres organisés vivants. Il montra que la dimension astrale, qui est celle de l'âme, n'intervient dans la plante qu'au stade de la fleur et uniquement à un certain niveau.

Steiner définit les correspondances entre les trois systèmes physiologiques qui composent le corps humain (le neuro-sensoriel, le rythmique et le métabolique) et les trois systèmes fonctionnels de la plante (racine, feuille et fleur). Il insista sur le fait que la dimension spirituelle doit être étudiée avec la même discipline et la même clarté d'esprit que celle apportée par la science dans son exploration de la réalité physique.

Comme l'être humain, la plante est un être vivant soumis aux influences extérieures, aux rythmes cosmiques, aux variations des saisons, du climat, du lieu. S'inscrivant dans la continuité d'une longue tradition alchimique remontant aux temps les plus anciens, Paracelse, Goethe et Steiner nous aident ainsi à appréhender le végétal à travers son processus de croissance, à travers l'évolution de sa forme afin que nous puissions déchiffrer et comprendre l'action des forces invisibles qui agissent sur la matière.

## *Bach*

Né en Angleterre en 1886, Edward Bach fut le pionnier moderne des élixirs floraux. Il pratiqua la médecine allopathique en tant que bactériologiste puis se tourna vers l'homéopathie avant de s'intéresser aux vertus thérapeutiques apportées par certaines fleurs. Durant toutes ses années de pratique, sa seule finalité était de découvrir des remèdes purs et naturels, une forme simple de traitement.

En traitant les déséquilibres mentaux et émotionnels de ses patients, Bach s'aperçut qu'il améliorait considérablement leur condition physique. Il prit ainsi conscience que les humeurs sous-jacentes ou les états d'esprit que les différents types d'individus éprouvent, sont un facteur clé de la plupart des maladies : la maladie est le signe d'un déséquilibre sur le plan des émotions, des attitudes, des orientations dans la vie. Bach comprit que la bonne santé est le résultat d'une harmonie mentale et spirituelle et que la maladie trouve son origine dans le déséquilibre existant entre les activités de la vie extérieure et les desseins de l'être profond. « La maladie est dans son essence le résultat d'un conflit entre l'âme et l'esprit et ne sera jamais extirpée sans un effort spirituel et mental. Les méthodes matérialistes actuelles ne viendront jamais à bout de la maladie, pour la simple raison que la maladie à son origine n'est pas matérielle... Aussi un traitement complet exige-t-il non seulement l'emploi de moyens physiques, en choisissant toujours les meilleures méthodes connues en médecine, mais encore devons-nous nous efforcer de notre mieux d'éliminer nos défauts car en définitive la guérison finale et totale vient de l'intérieur, de l'esprit lui-même, qui par sa bienveillance répand l'harmonie dans la personnalité quand il lui est permis de le faire ».

La peur, l'égoïsme, la résignation, l'orgueil, l'ignorance, la haine, la jalousie, l'avidité, le manque d'individualité, etc. sont les vraies causes de la maladie, nous dit Bach. « Quand on a découvert le défaut, il ne faut pas oublier que le remède ne consiste pas à lui livrer bataille, à user de volonté et d'énergie pour faire disparaître un mal, mais à développer régulièrement, sans défaillance, la vertu opposée, ce qui aura pour effet d'effacer automatiquement de notre nature toute trace de l'indésirable ».

Bach insistait sur la prise de conscience que l'homme doit avoir de la Divinité en lui et par conséquent de son pouvoir contre le mal. En outre, disait-il, « avant de pouvoir éliminer un défaut en développant la vertu opposée, il est nécessaire d'avoir la bonne volonté et l'intelligence de découvrir le défaut responsable d'un tel conflit ».

A la recherche des remèdes susceptibles d'agir sur le psychisme, il découvrit l'influence de certaines fleurs sur nos « états d'être », sur les aspects perturbés de notre personnalité. Bach mit en corrélation la « qualité » d'une fleur avec une qualité de l'âme humaine. Il s'aperçut, par exemple, que l'émotion humaine de peur est contrebalancée par la fleur du Mimulus guttatus qui apporte une qualité de courage. Inspiré par les travaux de Paracelse, d'Hahnemann et de Steiner, Bach comprit qu'à travers la rosée, le soleil pouvait extraire les principes subtils de la fleur. Il développa la méthode de préparation des élixirs floraux en plaçant les fleurs qu'il avait choisi dans une eau de source pure exposée sous les rayons du soleil pendant quelques heures. En 1936, année de sa mort, Bach avait découvert 38 remèdes floraux[5].

Renouant avec la tradition alchimique de Paracelse, Edward Bach posa ainsi les jalons d'une approche nouvelle de la santé qui ne prit réellement son essor qu'un demi-siècle plus tard.

## L'évolution des années 80

Les 38 remèdes floraux que nous a laissés Bach occupent une place unique dans l'histoire des élixirs floraux. Paracelse, Goethe, Hahnemann, Steiner et Bach firent oeuvre de pionnier car ce n'est que depuis peu que nous considérons la santé dans sa dimension globale, corps, âme, esprit et que nous comprenons l'importance de l'harmonie intérieure. Bach ayant révélé peu de choses sur le processus de préparation des élixirs et sur la méthodologie à suivre pour « déchiffrer » le langage des fleurs, il a fallu attendre le début des années 1980 pour voir apparaître un développement important des élixirs floraux. En effet, après sa mort, peu de recherches furent entreprises pour mieux comprendre cette nouvelle thérapeutique florale. L'Angleterre était un pays de traditions et les élixirs de Bach ont longtemps été considérés avec révérence, comme formant un système thérapeutique complet et définitif. Ce n'est qu'à partir de 1979, plus de 40 ans après l'apparition des élixirs de Bach, que l'on

5. Le nom « Bach » est réservé aux 38 remèdes développés par le Dr. Bach. En dehors de ces 38 remèdes, reconnus sous le terme anglais « Bach Remedies », le centre Bach n'a aucune liaison avec les élixirs floraux.

verra apparaître de nouveaux élixirs floraux. Aujourd'hui, 60 ans plus tard, nous savons que certains aspects de la personnalité ne sont pas couverts par les élixirs de Bach. Au cours de ce siècle, l'état de conscience que nous avons de nous-même et du monde qui nous entoure, a considérablement évolué. Notre personnalité doit s'adapter aux multiples stress du monde moderne. Nous devons apprendre à réagir correctement face aux nombreuses crises qui secouent le monde et notre environnement, proche et lointain. Les nouveaux élixirs floraux s'intéressent à des domaines aussi variés que la communication, la créativité, la sexualité, la protection contre le stress, l'ouverture spirituelle, l'évolution intérieure, etc.

En Californie, Richard Katz et Patricia Kaminski sont les pionniers de ce nouveau développement des élixirs floraux. Leur organisation « Flower Essence Society » regroupe des thérapeutes et des chercheurs du monde entier. A partir de 1978, ils découvrent de nouveaux élixirs floraux de toute première importance et, en 1980, ils présentent au public 24 des nouveaux élixirs et créent la Flower Essence Society. Très vite, les études de cas et les compte-rendus émanant des thérapeutes indiquent que de nombreuses personnes bénéficient de façon significative de ces nouveaux élixirs floraux. L'activité de Katz et de Kaminski dans les domaines de la recherche, de l'information et de l'éducation concernant les élixirs floraux et le monde végétal, a permis de mieux comprendre la façon dont les élixirs floraux agissent sur l'être humain. En insistant sur l'importance de l'observation botanique, sur les soins à apporter à la préparation d'un élixir et sur l'état de conscience du préparateur, en rattachant les élixirs floraux à l'approche alchimique, ils ont développé et appliqué sur une échelle plus vaste l'impulsion des découvertes de Bach.

D'autres groupes de recherche et de préparation d'élixirs floraux sont également apparus sur le continent nord-américain. On peut citer la contribution du chercheur Gurudas qui a publié au milieu des années 80 un ouvrage décrivant plus de 100 nouveaux élixirs floraux. Mentionnons également les groupes suivants : l'« Alaska Flower Essence Project » qui, sous l'impulsion de Steve Johnson et de Shabd-sangeet Khalsa, prépare des élixirs floraux à partir des plantes du grand nord américain, le groupe « Pacific Essences » dirigé par Sabina Pettitt au Canada, la société « Desert Alchemy » en Arizona et la société « Running Fox Farm » au Massachussetts.

En France, l'association GAIA, créé en 1986, participe par son activité d'information, de formation et de recherche, au développement de ce système de santé. Les Alpes françaises et la région méditerranéenne ont offert de nouveaux élixirs floraux de grande valeur. Ainsi, les Laboratoires DEVA ont introduit une gamme complète d'élixirs floraux préparés à partir de plantes sauvages de nos contrées tempérées. L'association GAIA, organisatrice du premier congrès international sur les élixirs floraux en 1990, coordonne les axes de recherche et travaille en collaboration étroite avec différents groupes de recherche du monde entier et plus particulièrement avec Patricia Kaminski et Richard Katz.

En Australie, les groupes « Australian Bush Flower Essences » et « Living Essences of Australia » préparent des élixirs floraux à partir des plantes du désert australien.

Aux Etats-Unis, au Canada, en France, en Allemagne et en Suisse, en Grande-Bretagne mais aussi en Australie, en Amérique du Sud et dans d'autres pays du monde entier l'intérêt pour les élixirs floraux n'a cessé de grandir ces dernières années.

## *Vers une nouvelle alliance*

Les élixirs floraux peuvent être la source de grandes transformations au sein de la conscience humaine. Les événements planétaires actuels nous exhortent à développer un sens nouveau d'unité planétaire et à prendre conscience de notre responsabilité individuelle vis-à-vis d'une écologie planétaire. Au cours de son histoire, la conscience de l'homme s'est progressivement individualisée. En prenant conscience de lui-même et de sa capacité d'action sur le monde, il a malheureusement établi progressivement sa supériorité sur les autres règnes vivants : le monde végétal et animal.

L'époque actuelle est une période essentielle dans l'évolution de l'humanité car l'homme se trouve désormais directement confronté aux résultats de ses actions. Il commence à prendre conscience des désastres planétaires engendrés par notre civilisation actuelle, par notre création collective. Nous avons développé une perception erronée du monde qui nous a aliénés et qui nous conduit à menacer la vie sur la planète. L'humanité a cru pouvoir se développer au détriment des multiples autres formes de vie présentes dans la nature. Nous assistons à un déséquilibre total, à une rupture profonde entre ces deux courants parallèles d'évolution que sont la nature, le vivant d'une part et l'humanité d'autre part.

Depuis l'aube des temps, les plantes vivent en communautés homogènes liées aux caractéristiques du milieu. Or, les botanistes ont remarqué que ces associations disparaissent actuellement à un rythme très rapide et que la flore mondiale s'appauvrit considérablement. Jean-Marie Pelt[6] souligne qu'il faudra des milliers d'années pour reconstituer des associations qui ont disparu en quelques dizaines d'années. Notre société industrielle a profondément modifié l'équilibre des milieux naturels. Au nom du progrès, l'homme détruit les écosystèmes urbains et humains comme il détruit les écosystèmes de la nature. « Les plantes ont de plus en plus tendance à vivre isolées, à l'image même de la société des hommes[7] ».

En même temps, en quelques décennies, nous assistons à un essor sans précédent des formes les plus élevées de la spiritualité. La conscience individualisée de l'homme se spiritualise et, de plus en plus, nous réalisons qu'il ne peut y avoir de salut personnel et de « réalisation » individuelle sans prendre en compte la destinée de tous les êtres humains et celle de notre planète. Pour la survie et la transformation de l'humanité, nous découvrons que les aspirations individuelles doivent se fondre dans un épanouissement plus universel.

Nous devons apprendre à devenir responsables de la planète Terre. Les crises actuelles nous exhortent à unir nos évolutions individuelles au dessein planétaire de l'humanité et du monde vivant. « L'unité avec la nature, nous l'avons toujours eu mais nous l'avons perdu en route et il est grand temps de la retrouver[8] ». Et ce « retour à la nature » doit s'effectuer consciemment. En aucune façon, il ne peut s'agir d'une fuite éperdue vers la mère nourricière enfin retrouvée, ou d'un retour nostalgique vers une nature idéalisée.

La Terre semble s'acheminer à grande vitesse vers une nouvelle identité dont les contours ne sont encore que difficilement

6. *« L'unité du vivant. Pour une nouvelle alliance »* par Jean-Marie PELT - Revue Troisième Millénaire (n° 22 et 23)
7. J-M PELT (id.)
8. J-M PELT (id.)

perceptibles. Nous devons apprendre à redécouvrir les harmonies subtiles présentes au sein de la nature. Cette nouvelle alliance doit émerger dans la conscience individualisée de l'homme et lui apporter une impulsion créatrice lui permettant de faire face aux grands défis actuels.

Souvenons-nous du message de Paracelse qui nous dit de l'alchimie : « La nature ne produit rien en elle-même qui soit parfait. L'être humain doit conduire les choses à leur perfection et ce travail d'amener les choses à leur perfection est l'alchimie ». L'alchimiste, ajoute Paracelse, est « celui qui porte l'oeuvre de la nature au service de l'humanité, vers la fin qui lui est destinée ». De nos jours, l'alchimie a disparu, elle s'est scindée en deux en cédant la place d'une part à la chimie qui appréhende la nature uniquement de façon quantitative, la nature-matériau, et d'autre part à la psychologie qui s'adresse au coeur de l'homme mais sans s'intéresser au macrocosme de la nature.

Les élixirs floraux s'inscrivent dans une nouvelle approche alchimique moderne qui intègre à la fois une « chimie holistique » de la nature, vivante, dynamique et interactive, et un processus de transformation intérieure apporté au coeur de l'homme.

## CHAPITRE 3

# POUR UNE COMPREHENSION NOUVELLE DU MONDE VEGETAL

*« Les fleurs sont les merveilleux hiéroglyphes de la nature. »*

*Johan Wolfgang von Goethe*

Si nous voulons comprendre la façon dont les élixirs floraux agissent, nous devons élargir notre compréhension et notre perception du monde végétal.

Au cours des cinq derniers siècles, nous avons construit une vision du monde dans lequel l'homme est considéré comme un élément extérieur. Il en est venu ainsi à considérer l'univers comme une immense machine objective et matérielle qui fonctionne pour elle-même et par elle-même. La rigueur scientifique s'est bâtie sur la notion d'objectivité et l'étude de la réalité objective, indépendante de l'homme, a réduit l'univers à une machine vide d'esprit. Pourtant, depuis quelques décennies, en cherchant dans l'infiniment petit la réalité de la matière, la science en est arrivé à un degré très élevé d'abstraction où la pensée rejoint la matière : des particules matérielles, on est passé aux probabilités de présence puis aux équations d'ondes. La physique n'étudie plus une réalité extérieure objective et indépendante de l'homme, elle découvre que la pensée de l'observateur est inséparable du phénomène observé. Selon la façon dont nous observons l'infiniment petit, nous modifions cet infiniment petit... Alors, peut-être verrons-nous bientôt le jour où la science s'intéressera à la vie de la conscience et redécouvrira que « les lois de l'univers et l'activité de notre esprit sont une seule et même chose[1] »

Paracelse, Goethe, Steiner, Bach nous ont apporté une compréhension du végétal qui dépasse sa simple apparence physique. Toutes ces personnalités ont pénétré la réalité et appréhendé la dimension de l'esprit agissant dans l'univers. Aujourd'hui, dans notre monde moderne, nous pouvons nous interroger sur la relation que l'homme entretient avec la nature. La conscience de l'homme est-elle définitivement coupée de la nature ?

Le contact avec les fleurs n'a jamais été perdu, nous l'avons simplement oublié. De tous temps, les fleurs ont symbolisé les nombreux sentiments de l'âme humaine. Elles continuent de nous accompagner tout au long de l'existence et rythment les moments essentiels de notre vie. Nous avons besoin de leur présence dans les moments exceptionnels ou difficiles. Qui d'entre nous n'a pas ressenti le pouvoir régénérateur de la nature lors d'une promenade en forêt? Et en admirant un paysage, ne sommes-nous donc pas parfois éblouis par la beauté et l'harmonie qui s'en dégage. Au cours de ces instants privilégiés, vibrants d'émotion, nous ressentons la nature, au plus profond de notre âme, car nous la percevons au-delà de sa simple réalité physique et matérielle. Ce n'est pas un hasard si actuellement, le jardinage attire de plus en plus de monde car il s'agit d'une activité qui remet l'homme urbanisé en contact avec les forces primitives de la terre.

La réalité du végétal doit être perçue à travers son processus de croissance, à travers l'évolution de sa forme et non pas dans l'étude figée et statique telle que nous l'enseigne la botanique classique. En portant notre attention sur la vie de la plante, sur ce qui croît, fleurit, s'épanouit, mais aussi sur ce qui se replie, se fane et meurt, nous développons une compréhension intérieure, une perception vivante et dynamique qui nous aide à comprendre l'action de l'esprit sur la matière. Pour éveiller et faire jaillir cette nouvelle compréhension, nous devons ouvrir notre hémisphère droit et laisser s'exprimer notre côté intuitif et artistique. A lui seul, le pôle rationnel et analytique de notre personnalité ne permet pas le développement de ces nouvelles méthodes d'investigation. Seule une pensée nourrie par la vie des sentiments et par la chaleur du coeur est

---

1. Rudolf Steiner.

susceptible d'appréhender pleinement la nature multidimensionnelle du monde qui nous entoure.

Nous sommes tous éblouis par la beauté des fleurs lorsqu'elles se révèlent à nos yeux. En effet, qui d'entre nous n'a pas été étonné par la transformation d'une plante au moment de sa floraison . Cette métamorphose qui aboutit à la fleur s'annonce dès le début de la croissance du végétal, dès le passage de la première feuille à la seconde. En quelque sorte, dans l'évolution des feuilles, le végétal se prépare et la fleur est le but de toutes les transformations, la cause de tous les changements subis par la plante au cours de son développement.

Que se passe-t-il lorsque la plante commence à se développer? Avec la graine, la plante est en quelque sorte repliée sur elle-même, au repos tout en étant riche de possibilités de croissance. Toute la structure de la future plante est contenue à l'intérieur de la graine qui n'est pas ouverte au milieu ambiant.

Arrive maintenant l'instant de la croissance avec la percée du radicule qui se dirige vers le bas et l'apparition des cotylédons, ces feuilles embryonnaires, qui sortent à la lumière, avec douceur, sans violence ni déchirure. La plante alors prend son essor, recevant la lumière du soleil et puisant sa nourriture dans l'air ambiant.

Victorieuse de la pesanteur, la tige feuillée s'élance vers le ciel. La croissance de la plante se manifeste à la pointe supérieure de la tige. Tout se passe à cet endroit : les substances en provenance du sol montent dans la tige vers le haut et s'ordonnent au sommet de la tige. Nous pouvons faire une comparaison avec les gouttes de rosée qui montent le long des brins d'herbe pour atteindre l'extrémité de chaque brin. Non seulement, nous constatons une organisation « intelligente » de ces substances d'une grande complexité, mais aussi une restructuration. En effet, les éléments nécessaires au développement de la plante sont présents dans l'air environnant, dans la terre, mais pas sous la même forme.

Le processus de croissance n'est pas continu. Il est rythmique : il y a des périodes de croissance rapide et des périodes d'arrêt marquées sur la tige par la formation des noeuds. Cette croissance s'oppose aux forces de gravité, à la pesanteur. Nous constatons l'intervention de forces qui sont opposées à celles de la gravitation et qui expliquent la montée des substances vers le haut et leur ordonnancement au sommet de la tige.

Ces forces en action, appelées forces éthériques ou encore forces formatrices, modèlent et structurent la matière. Nous pouvons prendre l'image du potier qui fabrique un vase en utilisant ses mains comme deux plans mobiles donnant naissance à la forme. Les forces formatrices, dans le domaine du vivant, organisent la matière et se manifestent dans les phénomènes de croissance et de forme. Si nous considérons un Pissenlit, par exemple, il a une position, une masse, une température bien définies; il absorbe un certain pourcentage de la lumière environnante, il libère une certaine quantité d'eau par heure; certaines réactions électriques mesurables se produisent en lui. Mais il est plus qu'un ensemble de quantités et de réactions mesurables. Il est un Pissenlit et on le reconnaît en tant que tel. En se développant, il absorbe de la matière et de l'énergie puisées dans son environnement. Quand il meurt, la matière et l'énergie sont libérées et sa forme disparaît. La naissance et la désagrégation de la forme matérielle du Pissenlit n'exercent aucune influence sur la quantité totale de matière et d'énergie présente dans le monde, mais produisent une modification réelle de l'organisation générale de cette matière et de cette énergie[(2)].

Maintenant, il y a un moment dans la vie d'une plante qui requiert toute notre attention : c'est cette période qui voit apparaître la fleur. En étudiant les parties vertes de la plante — la tige, les feuilles — avant l'apparition de la fleur, il est impossible d'imaginer ce que sera la fleur. Lorsque nous observons la partie supérieure de la plante nous remarquons que les feuilles sont souvent disposées en forme de coupe, en signe d'offrande vers le cosmos. Elles délimitent un espace vide, ouvert sur le cosmos, qui n'appartient pas encore à la plante. Cet espace vide va être rempli par la fleur.

---

2. Les forces formatrices sont des champs, c'est-à-dire des régions d'influence immatérielles, qui entrent en interaction avec la matière et l'organisent. La physique quantique a permis de surmonter la dualité « champ-matière », ou encore « éther-matière », car celle-ci n'est plus une substance inerte, constituée d'atomes indépendants les uns des autres. La matière apparaît désormais constituée, aux yeux de la physique moderne, de phénomènes périodiques d'activité et d'énergie liée et organisée dans des champs. La science actuelle étudie plusieurs types de champs fondamentaux (gravitationnel, électromagnétique, etc.) mais ne reconnaît pas (encore) le champ des forces formatrices. Le biologiste Rupert Sheldrake en développant son hypothèse de la causalité formative, a reconnu et mis à jour l'existence de ces forces éthériques. Actuellement, de nombreux chercheurs scientifiques s'écartent de l'approche mécaniste de la vie et s'interrogent sur le rôle de la conscience, en tant que réalité transcendante non issue de la matière.

Alors, soudainement, la plante interrompt sa croissance vers le haut et se métamorphose : la fleur apparaît. C'est un passage sans transition, presque brutal par son intensité. Une métamorphose, nous indique le dictionnaire, est un changement complet dans l'apparence, l'état, la nature d'une personne ou d'une chose. La plante, au moment de la floraison, se transforme complètement : elle se dissout, pour ainsi dire, avant de réapparaître à un stade supérieur. Le bourgeon ou la graine ne sont pas développés extérieurement mais ils sont débordants de vie. Les fleurs, par la multiplicité des formes, sont ouvertes au milieu ambiant, elles frémissent sous le vent, brillent au soleil, reçoivent la pluie. A la floraison, la plante s'est totalement épanouie mais son existence est éphémère car sa tendance à croître s'est épuisée. En suivant attentivement l'évolution de la plante, à travers ses phases d'expansion et de contraction, nous prenons conscience de ces deux manifestations polaires et complémentaires de la vie.

La fleur, qui se colore puis s'ouvre à nos yeux, révèle son lien direct avec la lumière. De nouvelles forces entrent en action et de nouvelles formes apparaissent : les formes de coupe se matérialisent, avec l'apparition d' espaces intérieurs ouverts sur l'extérieur. Cette métamorphose ne se limite pas qu'à la forme. Les couleurs apparaissent, ainsi que les senteurs. La substance physique de la fleur est imprégnée de qualités extérieures à la plante.

Toutes les fleurs sont constituées des mêmes éléments : le calice, enveloppe externe formée de sépales, la corolle formée de pétales, les étamines et le pistil, élément central de la fleur. Dans « la Métamorphose des plantes », Goethe nous dit : « Il apparait une étamine lorsque les organes, que nous avons vu précédemment s'étaler sous forme de pétales, se resserrent et se concentrent en même temps qu'ils s'affirment ». Dans l'évolution des pétales en étamines, nous constatons un rétrécissement, une concentration et en même temps un affinement. « Un pétale véritable, peu transformé, se rétrécit et se replie à son extrémité, et l'on voit apparaître une anthère, le reste de la feuille jouant le rôle de filet[3] ». Comment un organe peut-il se resserrer et se concentrer sans s'épaissir, sans durcir et se cristalliser ? Or le pollen est la production la plus subtile du monde végétal.

---

3. Goethe : « *La métamorphose des plantes* ».

Arrivée au stade de la fleur, la plante semble se désagréger quant à sa forme sur le plan physique. En même temps elle élargit son champ d'activité avec l'aide du vent et des insectes, en dispersant son pollen parfois très loin. Avec ses couleurs, ses parfums, ses formes, son nectar et son pollen, la fleur transforme également la relation qu'a la plante avec son environnement. Sous notre regard, la plante semble se désagréger, se dissoudre dans une dimension qui ne semble pas lui appartenir. Elle tend à se libérer de sa substance physique pour atteindre un domaine de structuration supérieure.

Désormais,elle parle intensément à nos sens, elle fait vibrer notre âme. La fleur exprime dans son apparence physique une sensitivité, une vitalité, une qualité d'âme reflétant l'identité unique de l'espèce végétale. Cette qualité d'âme, cette astralité, s'est révélée par l'interaction de forces opposées au sein du végétal : les unes en provenance de la terre, les autres en provenance du cosmos. La dimension de l'esprit intègre le végétal au moment de la floraison. La forme de la fleur évoque l'âme humaine, avec sa réalité intérieure qui s'ouvre sur le monde extérieur. C'est une qualité d'âme qui s'exprime dans la fleur et c'est pourquoi nous utilisons les fleurs pour préparer les Elixirs Floraux.

En nous offrant les fleurs, la nature réalise par elle-même ce travail sur la substance qui conduit la matière sur le chemin de l'esprit.

Et puis, une fois la fécondation accomplie, les pétales tombent, les étamines se flétrissent. L'ovaire éclate et libère les graines qui portent en elles le minuscule embryon d'une vie nouvelle. La vie se concentre à nouveau dans la graine et quitte le monde des formes. Alors que la croissance est un passage de l'invisible dans le visible, une libération de formes dans la substance, le dépérissement quant à lui est un passage du visible à l'invisible. La vie se retire, la matière se libère de la forme, se désorganise et se disperse afin de pouvoir s'offrir à nouveau à une nouvelle impulsion vitale.

# CHAPITRE 4

# LA PLANTE DANS SA RELATION AVEC L'HOMME ET LES ANIMAUX

*« Le même fleuve de vie qui coule à travers mes veines nuit et jour,*
*court à travers le monde et danse en pulsations rythmées.*
*C'est cette même joie qui pousse à travers la poudre de la terre*
*sa joie en innombrables brins d'herbe*
*et éclate en fougueuses vagues de feuilles et de fleurs. »*

*Rabindranath Tagore*

## *La plante et l'animal*

Les plantes établissent des relations étroites non seulement avec la nature environnante mais aussi avec les autres règnes vivants. Contrairement aux apparences, la frontière entre le monde végétal et le monde animal est confuse. Ce n'est que récemment que l'on a découvert que le corail, les anémones de mer sont en fait des animaux et non des plantes marines. Certaines plantes tendent vers l'animalité et le plus bel exemple est constitué par les plantes carnivores capables de capturer puis de digérer l'insecte imprudent, en produisant des ferments digestifs analogues aux sucs digestifs des animaux ! « Donner et recevoir ! Les règnes de la nature existent les uns à côté des autres, les uns avec les autres et les uns pour les autres[1] ». Les racines des plantes profitent des propriétés vitalisantes apportées par les excrétions animales, les feuilles absorbent l'air vicié rejeté par les animaux et les fleurs attirent les insectes pour les nourrir.

L'association avec le règne animal apparaît en effet pleinement au moment de la floraison, lorsque les insectes, attirés par les multiples formes, couleurs et parfums des fleurs, favorisent la pollinisation des plantes. Mais au-delà de cette coopération passagère qui assure le renouvellement du règne végétal à travers le temps, on ne peut qu'être ébloui par la relation étroite qui existe entre la fleur et l'insecte.

Au moment de la floraison, nous l'avons dit, la plante est touchée par l'âme cosmique et tend à dépasser son existence propre. Ce domaine de l'astral, qui est le propre de l'homme et de l'animal, est le porteur de la conscience. La fleur appartient autant à la plante qu'à l'animal qui la pollinise. Elle engendre des formes tridimensionnelles qui peuvent se modeler aux formes animales.

Si certaines fleurs sont ouvertes à tous les insectes, celles des ombellifères ou des composées par exemple, beaucoup d'autres sont plus ou moins spécialisées à un insecte particulier. Il est étonnant de constater que certaines plantes ne peuvent se reproduire qu'avec l'aide d'un insecte spécifique. Ainsi, le Figuier, dont l'élixir floral est utilisé pour éliminer les peurs et pour développer le contrôle de soi, doit son existence à un insecte très particulier, le blastophage qui en assure la pollinisation et qui dépose ses oeufs dans les fleurs femelles. Le Figuier possède des fleurs composées et différenciées qui sont adaptées au cycle de vie du blastophage. La vie commune des figuiers et des blastophages nous montre l'exemple d'une adaptation réciproque très spécifique entre deux espèces qui s'assurent l'une à l'autre l'existence.

Un grand nombre de fleurs sauvages, en particulier chez les orchidées, imitent la forme et l'apparence des insectes pour les attirer. Chez d'autres plantes, la parenté avec l'insecte n'est pas si visible mais en étudiant la fleur on s'aperçoit qu'elle renferme un véritable mécanisme qui ne peut fonctionner qu'avec un insecte particulier présentant la taille, la forme et le comportement requis !

1. « *L'homme et les plantes médicinales* » - Wilhem Pelikan — Ed. Triades (1986).

Peut-on imaginer un papillon sans fleurs autour de lui et inversement, la fleur pourrait-elle exister sans le papillon ? L'enfant est toujours fasciné par les papillons, cet animal-fleur, tissé de lumière, qui voltige de fleur en fleur dans l'air ensoleillé. L'insecte qui se dirige vers une fleur semble revêtir certaines propriétés du monde floral tandis que la fleur cherche parfois à imiter l'animal en prenant un ressemblance extérieure avec celui-ci.

Cette correspondance étroite entre les deux règnes a suscité beaucoup de théories. Le nombre de correspondances étroites entre plantes et insectes est illimité. Comment deux espèces vivantes séparées, aussi différentes, ont-elles pu s'adapter et s'accorder si parfaitement l'une à l'autre ? Rudolf Steiner nous dit qu'en des temps très anciens, il existait un règne à la fois végétal et animal, un monde vivant intermédiaire entre nos plantes et nos animaux actuels. Puis, bien plus tard, ce règne unique se serait divisé en laissant la place aux fleurs et aux insectes. Sans nécessairement adhérer à cette approche, nous pouvons néanmoins remarquer que l'insecte naît et vit sur terre grâce à la fleur, cette impulsion florale, chaude et lumineuse qui est la manifestation sur terre des forces de vie cosmique.

## *La plante et l'homme*

L'espèce humaine entretient, elle aussi, une relation très étroite avec le monde végétal. Bien qu'en grande partie oubliée de nos jours, comme nous l'avons constaté, cette relation se manifeste toujours dans la dimension symbolique et dans l'inconscient de l'homme. Pour mieux éclairer le rôle des plantes dans tout système thérapeutique et pour mieux comprendre ce qui nous relie au monde végétal, il nous faut définir les trois systèmes majeurs de l'homme et les trois systèmes de la plante, tels que Rudolf Steiner les a décrits.

Selon Steiner la plante et l'homme s'organisent en trois systèmes majeurs. La plante s'organise en racine, feuille et fleur, tandis que l'homme est organisé en système tête ou neuro-sensoriel, en système thoracique ou rythmique et en système métabolique, celui des échanges matériels.

1) A la racine chez la plante, correspond la tête, système neuro-sensoriel chez l'homme. La racine relie la plante à la terre, au monde minéral. Fortement minéralisée, elle est en contact avec son milieu

terrestre, sensible aux substances du sol, à la teneur en eau, à la concentration saline... La tête humaine, par ses organes sensoriels, est en contact avec son environnement physique, avec le monde sensible. La racine, par son pouvoir sélectif d'absorption des substances minérales, développe un processus de minéralisation qui envahit toute la plante. De même, des processus de solidification et de minéralisation partent de la tête, partie la plus minéralisée du corps humain, et du système nerveux.

2) A la fleur chez la plante, correspond le système métabolique et les membres chez l'homme, son système d'échanges. Avec la fleur, la plante accède à un domaine de structuration supérieure car elle subit une véritable métamorphose. La couleur verte et la fonction assimilatrice de la feuille disparaissent. La fleur, au contraire de la feuille, n'est pas capable de synthétiser les substances organiques nécessaires à son développement. Le botaniste Henrik Steffens nous dit que la fleur est pour ainsi dire posée sur le plan végétatif et doit être nourrie par lui. Sous l'action des influences macrocosmiques, la fleur « digère » ce que les parties vertes de la plante préparent et lui apportent. La fleur métamorphose les substances qu'elle reçoit pour les intégrer à sa constitution comme fait l'homme de ses aliments. Dans les deux cas, la chaleur constitue le facteur de transformation. Chez la plante, la chaleur est d'origine cosmique alors que chez l'homme, c'est la chaleur intérieure de son propre sang qui est impliqué.

3) A la tige et aux feuilles chez la plante correspond le système rythmique chez l'homme. Lorsque nous pénétrons dans une grande forêt verte, nous pouvons ressentir la présence de la respiration dans le feuillage et notre système respiratoire est stimulé. Rudolf Steiner a montré le rapport existant entre la vie végétale et la respiration humaine, entre le colorant des feuilles, la chlorophylle et le colorant du sang, l'hématine. Chez la plante, l'appareil foliaire, de par son étagement et sa répétition rythmique des noeuds, est un système rythmique. Il a son équivalent chez l'homme où la colonne vertébrale et les côtes thoraciques sont structurées rythmiquement.

La respiration et l'assimilation chlorophyllienne des plantes, de structure rythmique, sont en polarité avec la respiration humaine : la plante transforme le gaz carbonique en matière organique. La feuille prend à l'atmosphère du gaz carbonique qui, avec l'aide de l'hydrogène obtenu par décomposition de l'eau, crée les hydrates de carbone, nécessaires à la « construction » de la plante.

Cette transformation s'accompagne d'un rejet d'oxygène. La cellule végétale reçoit alors un apport en glucides, lipides et acides aminés. Pour effectuer cette transformation qui nécessite une grande quantité d'énergie, la plante utilise directement la lumière du soleil.

Le système rythmique de l'homme absorbe de l'oxygène et rejette du gaz carbonique. Tandis que la plante poursuit un processus de densification du carbone, l'être humain, par sa respiration, « brûle » ses substances carbonées, qui constituent l'essentiel de son organisme lorsque l'on fait abstraction de l'eau et des sels minéraux. Pour assimiler le gaz carbonique, la plante a besoin de la lumière et de la chaleur solaire. A l'opposé, dans le processus de combustion respiratoire chez l'homme, l'oxygène s'unit au carbone et libère de la chaleur et de la lumière.

La polarité entre la plante et l'homme se retrouve également dans la relation qui existe entre la chlorophylle et le sang. Les structures moléculaires de la chlorophylle et de l'hématine sont très proches, avec quatre noyaux pyrroliques regroupés autour du métal respiratoire, le magnésium chez la plante et le fer chez l'homme. En outre, la chlorophylle verte a une fluorescence rouge sang, alors que le sang rouge a une fluorescence vert épinard.

Le système rythmique chez l'homme agit comme un médiateur entre deux pôles opposés, la tête et le métabolisme. Chez la plante, ce processus rythmique et foliaire se trouve à mi-chemin entre les processus de la fleur et ceux de la racine. Par la racine le végétal est relié à la terre et aux forces telluriques, par la fleur, il se rattache au cosmos et aux forces astrales. La plante ne possède pas de rythmes individuels, comme c'est le cas pour l'homme. Mais sa croissance et ses échanges vitaux sont soumis aux rythmes de la terre et de l'univers.

Nous constatons que la relation de réciprocité entre la plante et l'homme est très grande. Cette polarité sur un plan structurel et fonctionnel entre l'homme et la plante se manifeste à un niveau plus élevé, dans le domaine de la conscience.

## *La conscience végétale*

Beaucoup d'expériences ont été entreprises sur les plantes pour découvrir si elles ont une vie psychique. Elles ont montré des capacités de réaction stupéfiantes aux stimuli sonores lumineux ou visuels provoqués durant ces tests. Certaines expériences de laboratoire ont mis en évidence une réaction des végétaux face à la pensée et aux émotions, humaines ou animales. Les expériences effectuées par Kirlian, Backster, Hashimoto et bien d'autres, montrent l'existence d'une interaction permettant à l'homme d'établir une certaine forme de communication avec le végétal.

Il est difficile d'interpréter correctement les résultats de ces expériences. Nos préjugés anthropomorphiques et nos difficultés à concevoir une vie psychique autrement que par analogie avec celle de l'homme ou des animaux, ont souvent faussé ces résultats. Je ne pense pas que la plante ait une vie psychique telle qu'on la définit habituellement, avec une sensibilité proche de celle de l'homme ou des animaux. Si la plante sait réagir intensément à son environnement, elle n'éprouve pas de sentiments, au sens humain ou animal du terme.

Il serait tout à fait erroné de croire que la plante possède une âme individuelle. Elle n'a pas d'individualité propre et une plante isolée ne peut être comparée à un être humain. Lorsque nous nous ouvrons à la réalité profonde de la plante dans une attitude méditative, nous nous apercevons qu'elle n'existe pas pour elle-même mais qu'elle fait partie d'un ensemble organique vivant qui est la planète terre. Elle est liée à toute la planète qui lui envoie les forces nécessaires à sa croissance et forme un tout avec elle, de la même façon qu'un doigt ou un bras forme un tout avec l'organisme humain.

La plante exprime dans son apparence matérielle une qualité d'âme apportée au moment de la floraison par le Deva[(2)], l'être spirituel qui régit cette espèce végétale. L'astralité de la plante, son identité s'expriment dans un « psychisme formateur[(3)] » qui se matérialise dans le geste de croissance de la plante et dont l'empreinte dans la matière atteint son apogée avec la fleur qui parle à nos sens par ses formes et ses couleurs.

---

2. Deva est un terme sanscrit qui signifie ange. Les Devas sont les êtres spirituels qui régissent le monde végétal et que le monde découvrit, au cours des années 70, par l'intermédiaire de Dorothy MacLean, de la communauté de Findhorn en Ecosse. Ces esprits de la nature sont

## *La conscience de l'homme*

Alors que la plante reçoit, au moment de la floraison, les influences astrales d'une façon très pure, l'homme, quant à lui, possède une âme parasitée par ses passions. Alors que la plante, être d'eau, de terre et d'air, n'est qu'effleurée par le feu céleste du monde astral, l'homme est porteur en permanence de cette flamme astrale et possède une âme. Les deux opposés se réunissent lors de la préparation d'un élixir floral. Les élixirs floraux rétablissent un nouveau lien entre l'homme et la plante. Ils apportent à l'âme humaine les forces de guérison du règne végétal et en même temps ils nous offrent la capacité de percevoir la plante dans sa véritable dimension. En reconnaissant la plante dans son être, la conscience de l'homme apporte à la plante une certaine forme de conscience, une reconnaissance d'elle-même.

---

les constructeurs du royaume végétal. Ils sont l'expression du Divin et vivent en harmonie totale avec la nature dans la dimension éthérique, celle des forces formatrices. Existant sur un plan différent du nôtre, ils jouent un rôle important dans le processus d'assimilation par l'homme de l'énergie des élixirs floraux. Responsables de toute forme de vie autour de nous, ils se manifestent à la conscience de ceux qui souhaitent entrer en contact avec eux. Cette communication peut se limiter à une simple sensation ou s'exprimer par un échange télépathique très précis. Un grand nombre de personnes qui travaillent avec le monde végétal dans un véritable esprit de coopération et de co-créativité ont reconnu les liens à la fois physiques et spirituels qu'ils ont avec le monde de la nature.

3. « *La Plante, une approche de sa vraie nature* » - G. Grohmann — Ed. Triades (1978).

# CHAPITRE 5

# L'AME HUMAINE

*« La conscience et l'Intelligence sont antérieures au cerveau,*
*mais celui-ci est une structure permettant*
*de les manifester et d'en exprimer les contenus. »*

*David Bohm (physicien)*

## *L'homme multi-dimensionnel*

Nous redécouvrons actuellement la dimension énergétique du monde, dimension occultée depuis des siècles, dans notre civilisation occidentale, par l'avènement du matérialisme. Reconnue par les traditions ésotériques de tous les peuples, cette dimension énergétique, dynamique et active, a souvent été transmise sous une forme symbolique. Partout dans le monde, les mythes décrivent ces énergies et leurs interrelations sous forme symbolique. Les Chinois connaissaient les lois de mutation de l'énergie et ils les ont symbolisées par les 64 hexagrammes du yi-king. Les alchimistes ont travaillé sur les méthodes leur permettant de séparer, d'isoler et de restructurer ces énergies. Dans toutes les cultures, les rites magiques et sacrés les actualisent en les mettant en forme et en dégageant leur immense puissance créative.

Toutes les traditions, toutes les civilisations de la terre ont envisagé l'existence de plusieurs dimensions chez l'être humain. Ces dimensions portent des noms qui varient d'une culture à l'autre, et même d'un système à l'autre, à l'intérieur d'une même culture. Qu'elles soient appelées « corps subtils » dans les approches ésotériques ou « véhicules subtils » chez les bouddhistes, elles ont une nature vibratoire et doivent être prises en compte pour pouvoir appréhender l'homme dans sa globalité.

L'être humain, au-delà de sa dimension physico-matérielle perceptible par nos sens habituels, est un système énergétique composé de différents corps ou sphères interactives qui s'interpénètrent, qui s'influencent les unes les autres et qui correspondent, pour chacune d'entre elles, à un certain niveau de conscience. En interaction permanente avec des systèmes énergétiques plus vastes qui l'englobent, l'homme est sensible aux variations de toutes les énergies qui le composent et qui l'entourent. Nous pouvons présenter l'être humain comme une hiérarchie de niveaux dimensionnels, allant du domaine le plus dense et le plus fragmentaire, au domaine le plus subtil et le plus unitaire. Bien que, par commodité de langage, nous employons le terme « corps » pour nommer ces différents niveaux, nous devons comprendre que nous sommes en présence de systèmes « ouverts », en constante interaction les uns avec les autres et en perpétuelle fluctuation. Les termes « corps subtils » ne doivent pas être considérés comme faisant référence à des substances objectives, mais plutôt comme des métaphores décrivant des modèles dynamiques d'auto-organisation. Ces différents niveaux sont hiérarchiques dans le sens où le supérieur transcende et inclut l'inférieur, et non l'inverse. Nous pouvons proposer quatre plans, propres à l'être humain[1] :

La première de ces sphères est le corps physique, l'enveloppe matérielle que nous connaissons tous. Dans toute substance vivante, cette matière s'organise, se structure et se retrouve unie dans un tout, constituant le second organisme : le corps éthérique ou corps des forces formatrices.

Le simple développement cellulaire ne suffit pas à expliquer la différenciation des tissus se produisant au début de la vie embryonnaire et aboutissant à la formation des organes. Il existe une activité formatrice qui ne peut être ramenée à la vie cellulaire et qui agit au

---

1. Le nombre de plans varie selon les traditions, mais il est important de comprendre que la hiérarchie proposée ici est acceptée par toutes les traditions. Ainsi, certaines traditions définissent des niveaux supplémentaires qui étendent largement le modèle proposé.

niveau de l'être global. Cette activité détermine la différenciation des cellules puis l'apparition des organes au cours de la vie embryonnaire. Elle assure ensuite leur développement puis leur maintien et leur conservation, au milieu du renouvellement des cellules. Cette activité formatrice est propre à ce corps éthérique qui façonne et maintient la forme du corps physique tant qu'il est en vie. Elle joue un rôle décisif dans les processus de croissance et de développement de tout organisme vivant. Au niveau cellulaire, elles s'expriment dans la tendance qu'a la cellule à se diviser et à s'agrandir.

Le corps des forces formatrices reste uni au corps physique durant toute la vie. C'est pour cette raison que cette structure énergétique, immatérielle et dynamique, est également appelée corps de vie. Etroitement liée aux organes des sens et au système nerveux, elle sert de moule, de matrice au tissu cellulaire et c'est elle qui restaure toute déformation, telle qu'une blessure ou une coupure.

Mais ce corps de forces formatrices sert aussi de lien avec l'enveloppe suivante du domaine de l'astral et qui se manifeste dans l'âme humaine. Le corps astral est l'éveilleur, le porteur de conscience. Chez l'homme c'est l'âme, la personnalité caractérisée par ses qualités et ses défauts, par ses potentialités exprimées ou refoulées.

Il existe une quatrième sphère qui se révèle dans la prise de conscience. C'est l'être spirituel qui se découvre en tant que Moi et qui permet à l'homme de faire l'expérience de la continuité de la conscience de soi et du soi. C'est le centre de notre être, porteur de l'étincelle divine et immortel qui est là pour nous guider et se manifestant par la voie de la conscience. Il est essentiel de ne pas confondre l'âme (le corps astral, la totalité de la psyché) et l'esprit (la dimension spirituelle qui vit dans le Moi).

Le corps astral, dont les forces s'expriment au sein de l'âme, est porteur du changement. Il est amené à défaire ce que l'éthérique construit dans la répétition. Les forces astrales représentent l'état dynamique de l'environnement, à un moment donné. Déconstructrices, elles s'opposent à l'action constructrice des forces éthériques. Cette action déconstructrice et innovatrice des forces astrales est nécessaire car elle est facteur d'évolution. C'est elle qui participe à la transformation intérieure de l'être humain. Jung nous dit que l'homme, dans le processus d'individuation, doit d'abord passer par une destruction, une décomposition des formes figées de la psyché, amenée par la rencontre d'énergies contradictoires, afin qu'une restructuration, une « unité contractive », une nouvelle synthèse puisse avoir lieu.

## *L'âme humaine*

A l'exception de l'approche jungienne, la psychologie moderne ne reconnaît pas l'âme humaine et préfère lui substituer d'autres termes : personnalité, caractère, instinct, comportement, motivation, etc. Traitant d'une part du psychisme conscient de l'homme et d'autre part du domaine de l'inconscient, il lui manque la notion d'âme humaine. Une multitude d'ouvrages traitent de la psyché humaine et les informations qui suivent sont trop succinctes pour prétendre remplacer toute étude approfondie de la personnalité humaine. Nous allons simplement essayer de dégager une cartographie sommaire de l'âme humaine qui nous sera utile pour utiliser et pour comprendre l'action des élixirs floraux. Cette cartographie est essentiellement basée sur les travaux de Rudolf Steiner et de Carl Jung.

L'âme est difficile à définir; elle semble insaisissable, à la frontière entre deux mondes apparemment opposés, celui de la matière et celui de l'esprit. Vive, active, changeante, elle est ce qui anime l'individu et inclut la totalité de sa psyché, conscience et inconscient réunis. Elle est le pont qui relie le corps à l'esprit et possède un aspect physique et un aspect spirituel. Bien qu'elle soit notre seule et unique expérience immédiate, elle est difficile à saisir. Elle demeure lointaine, inabordable et obscure, comme tous les secrets profonds de la vie. C'est pourquoi elle est au centre de la recherche que toute personne peut entreprendre sur elle-même. La connaissance de soi signifie en effet la redécouverte du royaume de l'âme.

Nous réalisons qu'il existe en chacun de nous deux pôles opposés, la raison et l'inconscient : le pôle de la raison où vivent nos pensées, où se créent nos concepts, où jaillit la conscience des actes accomplis le jour, le pôle de l'inconscient où vit la volonté et d'où nous percevons nos intentions, nos désirs et nos envies. Entre les deux, se trouve une zone intermédiaire où prennent naissance nos sentiments et où se manifeste l'essence véritable de l'âme.

Le domaine de la raison est celui de l'observation, de la mémoire, de la réflexion mentale, de l'intelligence qui raisonne. Outil et élément moteur de la raison, le jugement est une activité mentale qui crée des concepts, des idées et des images. Lorsque la raison s'éveille, nos instincts, nos tendances et nos motivations se retirent alors dans l'inconscient.

Le domaine de l'inconscient intègre non seulement l'ensemble des contenus de l'expérience acquise, oubliée ou refoulée mais aussi les contenus universels qui n'ont pas été acquis individuellement c'est-à-dire ceux qui ont été hérités comme les instincts ou les archétypes[2] et qui apparaissent régulièrement. L'inconscient n'est pas que le réservoir du passé, il contient les germes de ce que l'homme sera amené à accomplir dans l'existence et dont les potentialités d'expression dépendent de sa volonté. Seuls les rêves et l'intuition arrivent à pénétrer ce domaine ancien et obscur de l'âme qui existait bien avant la prise de conscience du moi et de l'individualisation de l'homme.

Le domaine médian est celui de l'affectif, de la vie émotionnelle par laquelle nous faisons l'expérience de nos sentiments et de leur double nature : sympathie-antipathie, plaisir-déplaisir, amour-haine. Tout ce que nous rencontrons, faisons ou expérimentons subit leur influence. Entre le domaine conscient du mental et le domaine de l'inconscient, se situe la sphère des sentiments dans laquelle notre conscience n'est pas pleinement éveillée.

Rudolf Steiner a cherché les fondements corporels de la pensée, du sentiment et de la volonté dans les processus neuro-sensoriels, les processus rythmiques et les processus du métabolisme et des membres. S'il est vrai que l'on relie les pensées à la tête, les sentiments à la respiration et au coeur, et la volonté à la zone métabolique de l'abdomen et des membres, ces trois processus s'interpénètrent et sont partout présents dans l'organisme.

L'âme vit et palpite sous l'impulsion des émotions, des humeurs et des états d'âme. Tous ces sentiments s'exprimeront de façon diverse selon le tempérament de la personne.

---

2. Selon Jung, les archétypes sont les images et les correspondances typiques que l'on retrouve dans tous les mythes et les contes de la littérature universelle et qui vivent dans l'inconscient. Le dragon par exemple est une image archétypale que l'on peut retrouver dans les rêves. En rencontrant le dragon qui est en soi, on bénéficie de son apport qui est une énergie de nature transcendentale susceptible de nous conduire vers un état de conscience supérieure.

## *Les tempéraments*

La conception des quatre tempéraments remonte à Hippocrate qui associa les quatre « humeurs » du corps humain aux quatre tempéraments : mélancolique, flegmatique, sanguin et colérique. Oubliée de la plupart des traités de psychologie qui ne considèrent pas le tempérament comme un facteur psychique, elle fut remise à jour sous l'impulsion de Rudolf Steiner et de quelques psychologues allemands. Dans notre démarche avec les élixirs floraux, elle mérite notre attention car elle permet de comprendre certaines caractéristiques du comportement humain.

Le tempérament, nous dit König[(3)], est une disposition innée qui nous accompagne la vie durant, et qui donne une note personnelle à chaque individualité. C'est la « réaction innée et la sensibilité d'une personne en face du monde »; on peut le dominer mais il nous accompagne notre vie durant. En effet, la nuance du tempérament nous est donnée. Elle n'est pas acquise au cours de l'enfance bien qu'elle ne se révèle dans toute sa netteté que vers l'âge de vingt ans.

Chacun des tempéraments se rattache, selon Steiner, à deux qualités essentielles, la force et l'irritabilité. La force est en rapport avec la volonté et se définit par un degré plus ou moins grand d'endurance. L'irritabilité est en rapport avec la perception sensorielle et se caractérise par la faculté de réaction plus ou moins rapide à saisir une situation, une idée et à en faire usage. Ainsi le mélancolique a une grande force et une faible irritabilité. Quand il s'intéresse à quelque chose, c'est de façon durable. Le colérique, lui, a une grande force et une forte irritabilité. Il est très sensible et il réagit vite. Le sanguin se caractérise par de la faiblesse et une forte irritabilité. Il est sensible à toute chose nouvelle mais il ne s'y fixe pas et peut détourner très rapidement son intérêt vers autre chose. Enfin, le flegmatique manifeste de la faiblesse et une faible irritabilité. Il est lent dans ses réactions et il a peu de force.

Chaque individu porte en lui les quatre tempéraments mais l'un des quatre prédomine. Nous pouvons figurer les quatre tempéraments de la manière suivante afin de comprendre leur ordre particulier :

---

3. « *L'âme humaine* » Karl König — Editions Camphill

colérique

mélancolique sanguin

flegmatique

Le colérique et le flegmatique posséderont quelques caractéristiques du mélancolique et du sanguin. Le mélancolique et le sanguin seront dotés de quelques traits colériques et flegmatiques. Par contre le colérique montrera rarement des signes du tempérament flegmatique et il en est de même du mélancolique et du sanguin qui sont deux tempéraments incompatibles. Comme nous pouvons le constater, il y a toujours deux tempéraments qui s'opposent et chaque individu possède un tempérament influencé, avec plus ou moins d'intensité, par les deux tempéraments voisins.

Reconnaître le tempérament d'une personne est loin d'être aisé car les trois tempéraments sont souvent mélangés et le tempérament majeur perd sa teinte caractéristique. Par contre, il est plus facile de chercher le tempérament manquant, celui qui est absent chez une personne. Ainsi, si un individu n'est absolument pas sanguin, son tempérament dominant est le mélancolique.

Selon Steiner, « le tempérament est la clé de son être ». Avec le tempérament, l'homme trouve son équilibre entre d'une part les facteurs héréditaires, sa nature biologique et d'autre part les facultés qui résident au fond de son être véritable, son moi supérieur. C'est pourquoi le tempérament est lié à la nature physique de l'homme. Nous savons que le tempérament d'une personne se lit dans sa façon de se déplacer, dans ses réactions physiques, dans son expression verbale. C'est la partie de l'âme la plus proche du corps car il influence le corps physique et le mental et détermine le comportement et les habitudes. Réciproquement, l'état du corps physique influence la nature du tempérament.

Le tempérament est étroitement lié au temps. Selon König[4], « le mouvement signifie pour la musique, ce que le tempérament signifie pour l'homme... Le tempo et le rythme du flot de nos qualités

---

4. « *L'âme humaine* » Karl König — Editions Camphill

mentales et de notre constitution biologique sont déterminés par le tempérament inné à notre personnalité. Celui-ci est la mesure et le rythme innés de notre être ».

Le mélancolique est lié à ses souvenirs, il est tourné vers le passé. Le colérique oublie facilement, en cherchant des expériences nouvelles, il est tourné vers l'avenir. Quant au flegmatique et au sanguin, ils sont dans le présent. Le flegmatique ne se préoccupe guère du passé ni de l'avenir et le sanguin, au caractère vif et inconstant, recherche des impressions de courte durée. Ainsi, la détermination d'un tempérament nous permet de mieux cibler le ou les élixirs floraux dont une personne peut avoir besoin.

## *Les émotions*

Les émotions occupent une telle place à l'intérieur de l'âme qu'elles obligent souvent le Moi à se retirer. Elles sont pourtant passagères, elles naissent subitement, atteignent leur pleine intensité en quelques instants et redisparaissent rapidement. La peur, la colère, la honte, nous secouent et nous submergent puis nous laissent dans un état proche de l'épuisement. Les émotions ont leur source au fond de l'inconscient, d'où elles surgissent. Elles envahissent l'âme et empêchent la raison de s'exprimer. Elles sont d'une grande utilité car elles nous avertissent, nous interpellent, nous préviennent et nous rendent compte de situations auxquelles, auparavant, nous n'avions pas prêté attention. C'est pourquoi il est essentiel de prendre conscience de leur message et de les intégrer pleinement. Refoulées, elles parasitent la psyché et empêchent l'individu de trouver son équilibre et son unité. Un grand nombre d'élixirs floraux s'adressent aux différents types d'émotions que nous sommes amenés à expérimenter.

## *Les états d'âme*

A côté des émotions principales, l'âme est parcourue d'autres sentiments que l'on désigne sous le nom d'humeurs ou d'états d'âme. Les humeurs sont des états d'âme qui, comme les émotions, surgissent généralement brutalement, en réaction à diverses influences intérieures ou extérieures. L'humeur est profondément liée à l'état physique et à la condition psychique. Une migraine au réveil, des maux d'estomac, mais aussi des mots échangés dans la colère ou une remarque déplacée, auront tendance à déclencher la mauvaise humeur. Alors que l'émotion n'est qu'éphémère, l'état d'âme dure généralement longtemps et détermine ainsi notre attitude intérieure, tout au long de la journée. L'état d'âme se manifeste avec moins d'intensité que l'émotion mais il donne la « couleur » de nos relations avec les autres. En effet, l'humeur des autres influence notre état d'âme et réciproquement. Mais ce qui différencie essentiellement l'état d'âme de l'émotion c'est leur origine. L'émotion provient de l'inconscient tandis que l'état d'âme est provoqué par les impressions multiples qui envahissent l'âme par le truchement des sens.

Les sens informent sur les impressions du monde extérieur (sens extérieurs) et procurent une conscience diffuse du fonctionnement du corps et des organes (sensation de bien-être ou de malaise fournie par les sens intérieurs). Mais leur fonction ne consiste pas uniquement à informer, en agissant comme des récepteurs, mais aussi à protéger, à préserver la psyché des impressions sensorielles trop fortes, source de tension, d'irritation et de nervosité. Cette protection naturelle filtre une multitude d'impressions sensorielles, et ne leur permet pas de venir à la conscience. En temps ordinaire, nous ne sommes pas conscients des innombrables processus qui se déroulent à l'intérieur de notre corps. Ce n'est qu'en ressentant de la douleur ou en ayant un malaise, que nous commençons à sentir nos organes internes. De la même façon, les sens peuvent succomber sous l'assaut d'impressions sensorielles extérieures, trop nombreuses et trop fortes, qui perturbent la vie psychique. L'humeur est un comportement réactif à ces diverses influences.

Le stress de la vie moderne est provoqué par une avalanche de stimuli qui submergent les organes des sens. Des milliers d'impressions sensorielles excessives atteignent la conscience et provoquent agitation, tension intérieure et nervosité. L'âme devient tendue et irritable, la nervosité surgit et les troubles physiques apparaissent dans des organes surexcités.

L'introspection, qui peut s'effectuer avec l'aide des élixirs floraux, permet de pénétrer le mécanisme des états d'âme, de les surmonter et d'ouvrir ainsi la voie au calme intérieur. De nombreux nouveaux élixirs floraux s'adressent aux états d'âme négatifs provoqués par les stress de la vie moderne. En apportant leurs qualités de protection, d'équilibre, de calme intérieur, ils permettent de surmonter la mauvaise humeur, l'irritation et la tension intérieure.

# CHAPITRE 6

# LA PREPARATION D'UN ELIXIR-MERE

*Pars au petit matin, dans l'air vif et cristallin,*
*Hume les senteurs de la terre et des prés fleuris,*
*Ouvre ton coeur au chant de la Terre,*
*Sens la fraîcheur et la douceur de la rosée sous tes pieds nus,*
*Etonne-toi, émerveille-toi, éblouis-toi de la beauté de la Vie,*
*Accueille la lumière, l'éveilleur, le soleil,*
*Découvre la délicatesse du Myosotis, la vitalité de l'Epilobe,*
*la fragilité de l'Eglantier,*
*Ecoute leurs vibrants messages d'Amour portés par le vent...*

L'élixir floral de base que nous préparons avec les fleurs s'appelle l'élixir-mère. C'est cette préparation que l'on utilise pour obtenir les élixirs floraux utilisés en thérapie. Les élixirs-mères floraux sont préparés par macération de fleurs dans une eau de source très pure exposée au soleil pendant quelques heures. Cette préparation s'effectue directement sur le lieu d'habitat des plantes, en plein air. Comme le mentionnait Bach, pour préparer un élixir floral il est nécessaire, avant toute autre chose, d'avoir de bonnes chaussures de marche et un sac à dos !

## *Une alchimie de la nature*

*« La nature ne produit rien qui ne soit parfait pour sa fin. L'être humain doit conduire les choses à leur perfection et ce travail d'amener les choses à leur perfection est appelé Alchimie. Ainsi quand la nature a produit quelque chose pour l'utilité de l'homme, c'est l'alchimiste qui la prépare et la rend prête à s'en servir. »*

*Théophraste Paracelse*[1]

La préparation d'un élixir-mère floral ne peut en aucun cas se limiter à une technique, aussi simple soit-elle. La méthode de fabrication, facilement descriptible ne représente que l'« enveloppe extérieure » d'un processus vivant et dynamique dans lequel se réalise, avec la participation active de l'homme, une véritable alchimie des énergies de la nature. En préparant un élixir floral, nous cherchons à prélever l'« essence » de la plante, sa qualité intérieure. L'essentiel n'est pas la fleur dans sa matérialité, dans sa substance physique mais ce dont elle est porteur au moment de son épanouissement optimum.

La préparation d'un élixir-mère s'effectue en début de journée, sous un ciel bleu, dégagé de tout nuage. Le récipient est déposé sur la terre, il est rempli d'eau pure, entouré d'air et il reçoit le feu solaire. La Terre, l'Eau, l'Air et le Feu, les quatre éléments fondamentaux, poteaux indicateurs de la planète Terre, sont sollicités lors de la préparation de l'élixir. Nous assistons à une véritable interaction de ces quatre éléments. Au petit matin, la terre s'éveille au feu solaire, la rosée recouvre les herbes de son voile de cristal, l'air est vif, pur et limpide, le soleil encore doux caresse les fleurs. A cet équilibre des quatre éléments s'ajoute, nous le verrons, la conscience humaine du préparateur, ce cinquième élément essentiel à la préparation et à l'harmonisation de l'élixir.

Les quatre éléments fondamentaux ne désignent pas uniquement les substances physiques par elles-mêmes. Ce sont des qualités qui décrivent l'interaction subtile des forces qui guident tous les phénomènes naturels. Dans le laboratoire du chimiste, cette vision

1. « *Discours de l'Alchimie, Troisième Fondement* » - Paracelse.

est à la fois simpliste, naïve et inadaptée face à la rigueur scientifique de l'expérimentation. Dans le monde de la nature, en devenant conscient des relations qui existent entre le sol, la plante, le soleil, la pluie, nous apprenons à saisir la réalité profonde de ces qualités élémentaires.

L'élément Terre s'applique à la qualité solide, l'élément Eau concerne tous les liquides, l'élément Air correspond à tout ce qui est gazeux, quant à l'élément Feu, le plus subtil, c'est l'élément de la transmutation, à cheval entre le plan physique et le plan astral. L'unité et l'harmonie dans la nature proviennent de l'équilibre instable entre les opposés. La terre, dense, lourde et obscure s'oppose à l'air, ouvert, léger et brillant. L'eau, froide, humide et descendant vers le bas, s'oppose au feu, chaud, sec et montant vers le haut. L'alternance de ces qualités régit les rythmes de la nature et déclenche à la fois des réactions chimiques locales et des phénomènes climatiques globaux.

Ainsi, durant l'hiver, la qualité Terre prédomine, avec sa force de cristallisation. La vie est retournée dans la terre et l'élément terre se manifeste jusque dans l'eau qui se cristallise pour donner la glace et la neige. Au printemps, l'élément Eau intervient avec l'élément Terre pour éveiller la vie végétale. Les brumes, brouillards et pluies froides favorisent cet éveil. Puis vient l'été qui voit apparaître l'action de l'élément Air favorisant l'envolée des plantes vers le ciel et leur permettant de recevoir les qualités cosmiques nécessaires à la floraison. L'émerveillement des petits matins d'été où les brumes vaporeuses laissent rapidement la place à l'embrasement solaire... Avec la conjugaison de l'élément Feu qui apporte chaleur et lumière, l'eau va s'évaporer de la terre et va progressivement laisser la place à la fournaise estivale. L'élément Feu, alors prédominant, détruit les plantes qui vont à nouveau être consumées par la terre. A l'automne, la terre libère la chaleur retenue pendant l'été et rejette l'eau de son sein. C'est l'époque des récoltes, du mûrissement accompli, des journées limpides aux cieux éclatants. La terre perd sa fertilité et incite les plantes à se rendormir. Leur fructification accomplie, elles concentrent leur énergie vitale dans les racines alors que l'énergie terrestre décroît. L'élément Feu quitte la terre, le froid apparaît, l'hiver s'installe.

## *La Terre*

*Prépare l'élixir floral au lever du soleil, par une belle matinée de printemps ou d'été, lorsque la terre, vibrante, abandonne sa lourdeur, sa densité et son obscurité. Ouverte, souple et malléable, elle respire avec tendresse et se conjugue avec l'eau pour offrir les perles de rosée, la « transpiration magnifique de la grande terre verte »[2].*

*L'âme doit apprendre à s'enraciner dans le corps humain sans se figer, en évitant les pièges de la pesanteur et de la lourdeur.*

Le choix du lieu de préparation d'un élixir-mère est très important. Les vallons sauvages de montagne, les plateaux isolés, les landes, les garrigues, les marais sont souvent les terres les plus propices car elles sont, la plupart du temps, à l'abri de toute pollution. Bien qu'il soit de plus en plus difficile d'échapper à une pollution planétaire généralisée, pétrochimique et radioactive, il existe encore de vastes terres encore préservées de toute pollution agricole, industrielle et humaine. Il est difficile de préparer un bon élixir floral sur un terrain traité aux engrais chimiques, à proximité d'une ligne électrique à haute tension ou dans une ville à l'atmosphère enfumée ! La bonne qualité de l'environnement est essentielle mais au-delà de toute absence de pollution, il faut également apprendre à reconnaître les lieux privilégiés, ceux qui sont particulièrement propices à la préparation d'un élixir. Toujours très chargés sur un plan vibratoire, ces lieux se caractérisent par une harmonie et par un équilibre naturel souvent exceptionnels. Les plantes, les animaux et les hommes se plaisent à y rester et à prospérer. Lors d'une promenade ou d'une randonnée, pour reconnaître de tels lieux, il faut savoir s'arrêter, regarder, sentir intérieurement la vie profonde de la nature. Cette harmonie peut avoir une origine naturelle (influences cosmotelluriques), humaine ou (et) spirituelle. Les hommes, autrefois ont souvent su reconnaître ces lieux de « pouvoir » et ils y ont laissé des vestiges : un menhir, une chapelle, un ermitage... D'autres endroits s'enorgueillissent d'arbres plusieurs fois centenaires, plantés par les hommes du passé, dans lesquels elfes, gnomes et farfadets ont trouvé refuge. Sans revenir à un paganisme dépassé, nous pouvons prendre conscience de ces forces toujours présentes pour mieux les comprendre et mieux les appréhender.

2. Hildegarde de Bingen.

## *L'Eau*

*L'eau émerge du corps de la terre. Inspiratrice, elle nous apporte sa sensibilité. Source de vie, elle fait jaillir la plante du sol et nous offre la douceur du pré fleuri. Le murmure du ruisseau, éveille ce qui est encore caché en nous. L'eau de source, pure et limpide, s'apprête à accueillir les fleurs et leur message subtil.*

*L'être véritable doit émerger de l'âme pour se réaliser. Celle-ci doit éviter les écueils pour ne pas se laisser submerger et courir le risque de se noyer dans l'océan de l'indifférenciation.*

Fluide et limpide, l'eau aime et façonne la terre. Ils dansent ensemble et offrent au regard le méandre du ruisseau, la courbure de l'arbre, l'ondulation de la feuille. L'eau qui accueille les fleurs et qui reçoit le message subtil de la plante est un support merveilleux. Partout présente sur la planète, elle assure les échanges de substances aussi bien au niveau planétaire que dans chaque être vivant. Elle renouvelle ainsi en permanence l'organisme de notre planète.

L'eau manifeste une sensibilité très élevée à laquelle nous devons tenir compte lorsque nous préparons un élixir floral. Cette sensibilité s'accroît lorsqu'elle est en mouvement et soumise au rythme. Tous les organismes vivants, êtres humains, animaux et plantes sont constitués majoritairement d'eau. Les rythmes de la respiration et de la circulation sanguine chez l'homme se retrouvent dans la nature et dans l'univers. Nous avons tous remarqué l'influence des planètes et en particulier celle de la lune sur l'eau. Les rythmes de la lune agissent sur les marées mais aussi sur les nappes d'eau souterraines. Le courant de la sève dans les arbres est différent selon la position de la lune dans le zodiaque et il en résulte un bois plus ou moins résistant selon la période de coupe. La sensibilité de l'eau lui permet de percevoir et de capter les influences extérieures. La lune agit sur la terre et sur les plantes à travers l'eau qui transmet ainsi les forces lunaires déterminant la croissance et la reproduction. L'eau est un résonateur qui capte, transforme et restitue l'énergie reçue du cosmos.

En préparant un élixir-mère floral, nous intervenons consciemment sur la plante, organisme vivant soumis aux influences cosmiques. Nous devons tenir compte des phases lunaires et des rythmes planétaires car ils influent sur les propriétés des plantes et sur la réceptivité de l'eau au message vibratoire de la plante. Les périodes défavorables sont dues aux éclipses, aux noeuds lunaires ou planétaires[3].

Il est important de choisir une eau de source très pure et faiblement minéralisée, susceptible de recevoir pleinement le message subtil de la plante.

## *L'Air*

*L'air incite le végétal à s'élever. Liée à la conscience de la terre, la plante pénètre l'espace aérien pour accueillir l'être de lumière qui se révèle dans la fleur. Alors, dans l'air pur et cristallin qui nous entoure, nous approchons la fleur avec respect, dans la joie de l'échange et du partage. L'âme doit apprendre à penser sans s'assécher. Seule une pensée vivante éveille les vrais sentiments et attise l'âme vers la lumière de l'esprit.*

L'air, sensible lui aussi, est imprégné d'une vitalité subtile. Ouvert à la lumière, répondant à la chaleur, il accueille en lui les impulsions cosmiques et sert de lien protecteur entre l'existence terrestre et l'univers. L'air vit, il se dilate ou se contracte, il peut être calme ou très agité. La préparation d'un élixir floral nécessite d'excellentes conditions météorologiques. L'air environnant doit être calme, au repos. La caresse du doux zéphir ne doit pas laisser la place à une forte bise ou à un violent mistral. Le ciel doit être dégagé de tout nuage et le soleil doit briller avec intensité. Seul un air pur et limpide autorise une luminosité éclatante et, pour cela, les régions de montagne sont souvent les plus favorisées. L'élixir floral doit être préparé en début de journée. Les forces du matin, celles des Poissons, constituent un moment d'expansion, de dissolution dans la nature. L'apparition de la chaleur entraîne une expansion de l'air. Les fleurs placées à la surface du bol sont exposées au soleil pendant quelques heures. Si le soleil se cache derrière les nuages durant

3. Chez la plante, l'élément Eau agit particulièrement sur la tige et sur les feuilles avec l'aide des influences en provenance des constellations des Poissons, du Cancer et du scorpion. L'élément Terre agit sur la racine soumis aux influences issues des constellations du Taureau, de la Vierge et du Capricorne. L'élément Air agit sur les fleurs avec les forces du Verseau, des Gémeaux et de la Balance. Quant à l'élément Feu il est porteur des forces de vie, en provenance du Bélier, du Lion et du Sagittaire, qui s'expriment dans le fruit. Lorsque la lune passe devant ces constellations, elle permet aux forces élémentaires d'agir plus efficacement sur la vie des plantes. L'agriculture biodynamique, utilisée dans le monde entier, a mis ainsi en évidence l'influence des signes du zodiaque sur la croissance des différentes parties des plantes.

cette période, la préparation doit être abandonnée. Il faut placer le bol sur le sol, à un emplacement ensoleillé où l'ombre des herbes et des arbres ne risque pas de se placer sur le bol. Et puis, durant la cueillette des fleurs, nous devons éviter de faire écran entre le soleil et le bol de façon à ce que ce dernier profite du rayonnement solaire dès que la première fleur est déposée à la surface de l'eau

## *Le Feu*

*Dans l'embrasement des fleurs, la plante, façonnée de Terre, d'Eau et d'Air, s'imprègne des qualités cosmiques portées par le Feu céleste. Avec une extrême délicatesse, nous cueillons les fleurs épanouies pour les porter à la surface de l'eau. Plus qu'un geste, une danse, un chant, une communion... L'âme ne doit pas se laisser consumer par les passions humaines inférieures. Le feu de l'enthousiasme l'élève au-dessus des contraintes et des emprisonnements, il enflamme la volonté de l'homme.*

Les fleurs sont cueillies au pic de leur floraison, ce moment privilégié, très court dans la vie d'une plante, où s'exprime pleinement la qualité intérieure de la plante. L'espèce végétale dans son ensemble doit être au summum de sa floraison et non pas seulement quelques fleurs isolées. Alors, délicatement, nous recouvrons toute la surface de l'eau de fleurs justes cueillies et nous les laissons sous les rayons du soleil pendant trois ou quatre heures.

En déposant les fleurs à la surface de l'eau nous ne travaillons pas seulement avec les forces éthériques de la plante mais aussi et essentiellement avec l'être spirituel qui régit l'espèce végétale et qui se révèle dans la fleur. Par ce simple geste qui consiste à cueillir les fleurs et à les déposer à la surface de l'eau, nous établissons un lien énergétique très puissant entre l'espèce végétale et le liquide récepteur. Mais pour cela, il est essentiel d'effectuer ce geste en toute conscience et en harmonie avec les forces élémentaires. Les fleurs cueillies et placées à la surface de l'eau servent en quelque sorte de guide pour canaliser et focaliser le puissant flux d'énergie circulant entre les plantes choisies et le bol récepteur. Le rayonnement solaire facilite et amplifie ce transfert vibratoire qui s'accomplit en quelques heures.

Après cette exposition, l'eau est porteuse de l'« essence » profonde de la plante. Elle est filtrée et placée dans un flacon adéquat avec de l'alcool qui sert de conservateur.

## *La conscience humaine*

*A proximité du bol, couvert de fleurs et posé à terre, la conscience de l'homme se marie à celle du végétal. En reconnaissant la plante dans son être, nous lui permettons de se reconnaître elle-même. Et la plante, en nous offrant son élixir, nous guérit et nous transforme au plus profond de notre âme.*

Tout le processus de préparation de l'élixir floral doit s'effectuer en pleine conscience. Pour préparer un élixir-mère floral, nous devons arrêter le mental et nous placer dans une attitude méditative, celle de l'instant présent, à l'écoute de la plante et des forces élémentaires. En invoquant le Deva à l'oeuvre au travers des fleurs, nous lui demandons d'apporter ses qualités de guérison et de transformation par l'intermédiaire de l'eau, le liquide récepteur. Cette relation profonde entre l'homme et la nature, nécessaire à la réalisation d'un élixir floral, ne s'apprend pas. Elle se découvre au fil des jours et des saisons, à travers une approche tranquille et respectueuse des mystères du règne végétal. Découvrir la présence de l'esprit dans la nature c'est, en même temps, se découvrir, c'est ouvrir son coeur et partir à la recherche de son être véritable. C'est retrouver cette âme enfantine qui sait écouter, s'émerveiller et communier avec le monde d'égal à égal.

## *Le rythme, pulsation de vie*

*Perçois le chant de la fleur, sa tonalité vibrante.*
*Accorde ton âme sur son doux tempo*
*et tu comprendras le message de cette mélodie florale.*

Partout présent dans le cosmos, le rythme joue un rôle important lors de la préparation d'un élixir floral. Le végétal se développe rythmiquement avec ses phases d'expansion puis de contraction. Dans sa croissance rythmique, il entre en résonance avec le cosmos et les rythmes planétaires. La plante met en valeur la respiration de la terre. A travers ses rythmes quotidiens, annuels et autres, elle reçoit puis abandonne les influences formatrices du monde spirituel.

Le rythme est une nécessité vitale à l'eau et donc aux êtres vivants. Les rythmes de l'homme entrent également en résonance avec les grands rythmes cosmiques. La pensée possède de nombreuses similitudes avec l'eau : elle n'est pas figée, elle est fluide et elle a besoin du rythme, de la répétition pour être saisie, comprise et remémorée.

Le rythme est un facteur temporel, immatériel, qui se manifeste au coeur de la substance. Tout au long de la préparation d'un élixir, le préparateur doit entrer en résonance avec la plante et avec son environnement. Il doit harmoniser son rythme interne avec celui de la plante. Enfin, après avoir placé l'eau dans le flacon et après l'avoir mélangé à de l'alcool, il va agiter le flacon et déclencher un rythme qui assurera plus de stabilité à la préparation.

Comme dans la méthode de dynamisation homéopathique des médicaments, nous utilisons l'agitation rythmique et la dilution. Mais alors que la succussion(4) et la dilution homéopathique ont pour but de mettre en valeur des propriétés thérapeutiques qui sans cela ne parviendraient pas à manifestation, l'agitation de l'élixir-mère a uniquement pour but de renforcer le lien entre l'homme et la plante, entre la conscience humaine et celle de la plante.

L'agitation s'effectue rythmiquement, en douceur, pendant quelques minutes. Elle permet au préparateur d'accorder son propre rythme intérieur à celui de l'élixir, tout juste élaboré. En accentuant cette résonance interactive, il amène la communion de l'homme et du végétal à son optimum. En écoutant l'eau chanter, il ouvre pleinement son coeur, et par là même le coeur des hommes, au message d'Amour apporté par les fleurs.

L'élixir-mère, une fois obtenu, servira à préparer l'élixir floral, harmonisant utilisé en thérapie pour la guérison de l'âme(5).

---

4. Terme employé en homéopathie pour désigner l'agitation.
5. L'élixir floral s'obtient en plaçant sept gouttes de l'élixir-mère dans un flacon de 30 ml contenant un mélange d'eau et d'alcool. Les techniques de préparation de l'élixir-mère et de l'élixir floral sont décrites en troisième partie de cet ouvrage.

## CHAPITRE 7

# LA RECHERCHE SUR LES ELIXIRS FLORAUX

*« Quand un sourire touche notre coeur,*
*quand la forêt nous plonge dans le calme et la paix,*
*quand la musique nous émeut jusqu'au ravissement,*
*quand nous aimons réellement,*
*ou que nous rions ou que nous dansons avec joie,*
*nous sommes un avec les anges. »*

*Dorothy MacLean*

Lorsque Bach mourut, en 1936, il laissa derrière lui peu d'informations sur la méthodologie à suivre pour poursuivre la recherche dans le domaine des élixirs floraux. Sa vie était guidée par le désir de servir l'humanité. Son seul but était de découvrir des remèdes simples et naturels permettant de guérir l'être humain dans son corps et dans son âme. Bach était un homme très déterminé qui ne tolérait pas que l'on puisse lui faire obstacle et qui ne connaissait pas la demi-mesure. Déjà, en 1930, lorsqu'il quitta Londres et abandonna sa pratique homéopathique, il détruisit, au grand désespoir de ses amis et de ses collègues de travail, tous les documents relatifs à ses travaux passés. Lorsqu'il disparut, il laissa derrière lui 38 remèdes floraux qui occupent une place unique dans l'histoire des élixirs floraux. Il fallut attendre la fin des années 70 pour voir apparaître de nouveaux élixirs floraux.

En poursuivant ce travail de recherche et d'investigation sur les élixirs floraux, nous ne cherchons pas simplement à imiter l'oeuvre du Dr. Bach, ni à reproduire exactement ses méthodes. En découvrant les premiers élixirs floraux, Edward Bach, par son oeuvre de pionnier, nous a ouvert la voie vers un élargissement et un approfondissement de la connaissance des élixirs floraux[1]. Son oeuvre s'inscrit dans un vaste processus de découverte et d'exploration des qualités subtiles apportées par les fleurs, processus auquel ont participé d'autres grandes personnalités telles que Paracelse, Goethe, Steiner et bien d'autres.

En cette période actuelle de profonds bouleversements planétaires, les élixirs floraux apparaissent comme de nouveaux outils de guérison et de transformation à la fois individuelle et planétaire. Le développement d'un tel travail de recherche sur les nouveaux élixirs floraux nécessite un haut degré de responsabilité, d'intégrité et de discipline. La recherche dans le domaine des élixirs floraux permet de découvrir et de valider les qualités de guérison apportées par les fleurs. Ces qualités, pour une même fleur, peuvent être perçues de différentes façons. A la différence des autres approches thérapeutiques, le domaine de l'expérimentation clinique classique ne permet pas de déchiffrer la signature vibratoire d'un élixir floral. Les propriétés doivent être directement perçues par le préparateur puis validées et enrichies par des observations précises dans le contexte thérapeutique. La recherche doit s'effectuer avec une très grande rigueur en intégrant les différentes approches qui permettent l'accès à la connaissance des plantes.

## *La botanique classique*

Nommer la plante nous offre la possibilité de la connaître et de la reconnaître. Alors que pour de nombreux botanistes, l'identification précise est la finalité essentielle de l'étude des plantes, pour le chercheur en élixirs floraux c'est le mur de soutènement, la base de départ à partir de laquelle il développe son investigation.

1. Il n'existe aucun lien institutionnel entre le Centre Bach, qui prépare et distribue les 38 « Bach remedies », et les autres centres de préparation d'élixirs floraux. La dénomination « Bach remedies » (Remèdes de Bach) est réservée uniquement aux 38 remèdes floraux développés par Bach.

Lorsque nous abordons le règne végétal, nous sommes stupéfaits de l'infinie variété des formes. La science botanique « moderne » commença à se développer à l'époque grecque mais ce n'est qu'au XVIIIe siècle qu'apparut notre système actuel de classification botanique, développé par Linné, naturaliste suédois. A la base du système de Linné se trouve le concept de « genre » qui regroupe les plantes partageant une structure de reproduction identique, fleur et fruit. On trouve dans chaque genre un certain nombre d'espèces qui possèdent le même aspect général, le même port mais qui se différencient par des aspects n'ayant pas trait à la reproduction, comme par exemple la structure des feuilles.

Le nom latin, composé de deux mots, définit ainsi très précisément la plante. Le Lis martagon est baptisé « Lilium martagon », Lilium étant le nom de genre, martagon, celui de l'espèce. D'autres distinctions interviennent parfois sous forme de sous-espèces et de variétés. Ainsi l'Achillée rose est un « Achillea millefolium, var. rubra ».

Le genre et l'espèce ne constituent qu'une partie du vaste système de classification des plantes. Les genres sont regroupés en familles (les Liliacées pour le Lis martagon), qui elles-mêmes dépendent d'un ordre rattaché à une classe (les Liliales de la classe des Monocotylédones pour le Lis martagon).

Ce système de classification, très précis, permet de nommer, différencier et classifier les différentes espèces de plantes. C'est un outil précieux pour la recherche et l'étude des plantes mais qui s'avère néanmoins restrictif car il isole la plante dans une objectivité scientifique en la réduisant à sa dimension purement physique.

## *La botanique goethéenne*

Nous ne devons pas nous contenter d'aborder la plante à un seul moment de son existence, même s'il s'agit de ce moment privilégié qu'est la floraison. L'étude figée et statique de la plante, considérée comme un fait isolé dans le temps, ne permet pas de percevoir, de sentir la présence de la vie, à l'oeuvre dans le végétal. C'est seulement en abordant la plante dans son processus de croissance et de développement que nous pouvons comprendre l'action des forces de vie qui modèlent et structurent la matière physique.

L'approche goethéenne nous permet d'approcher et de comprendre la plante à travers son cycle de croissance et ses périodes d'expansion et de contraction, afin de saisir et de reconnaître les influences éthériques émanant des forces formatrices. Mais, pour être véritablement comprise, cette métamorphose de la plante doit être vécue par l'homme comme une réalité intérieure. La botanique goethéenne se différencie de la botanique classique par l'implication active qu'elle exige de la part du botaniste. Pour comprendre l'action de ces forces de vie sur la matière, nous ne pouvons pas nous contenter d'une observation extérieure, dans laquelle nous ne serions qu'un expérimentateur passif.

La science moderne, à l'étude de l'infiniment petit, s'aperçoit que l'expérimentateur n'est pas un élément extérieur pouvant être isolé de l'expérience. Elle découvre que la pensée de l'observateur est inséparable du phénomène observé. Cette pensée humaine, comme nous allons le voir, joue un rôle actif dans la compréhension vivante et dynamique du monde végétal.

L'étude objective du végétal nous amène à le compartimenter dans un « herbier », à le comparer aux illustrations des ouvrages de botanique, bref à le décortiquer afin de pouvoir le classifier. Et même si le botaniste s'extasie, en son for intérieur, devant la beauté d'une plante, cet émerveillement n'est pas considéré comme important par une science qui, au nom de l'objectivité, ne tient pas compte des sentiments.

Combien est différente, cette autre façon d'aborder la plante, en suivant son développement depuis sa germination jusqu'à son flétrissement final. En accompagnant la plante, tout au long de son existence, nous prenons conscience de l'action de la vie qui se manifeste à travers les processus de germination, de croissance, puis d'épanouissement au moment de la floraison et enfin de flétrissement et de dépérissement. Ces phénomènes du monde vivant éveillent dans l'âme humaine des sentiments et des pensées qui peuvent devenir des outils de connaissance, aussi disciplinés et raffinés que les appareillages scientifiques. Seule une observation éveillée permet alors de saisir les relations intimes existant entre la forme des plantes et les forces invisibles en action dans le monde végétal. Une attention précise et intense, en pleine conscience de ces phénomènes, ouvre l'âme à leur véritable compréhension. Les phénomènes extérieurs se reproduisent dans la psyché humaine. L'observateur n'est plus en dehors de la plante, elle vit en lui. Par sa sensibilité, par l'émergence de sentiments vrais, il la ressent et surtout il la comprend.

La recherche sur les élixirs floraux se doit d'intégrer ces deux approches botaniques. Une connaissance précise de la classification botanique et une compréhension vivante des forces en action dans la nature nous aident à discerner les vertus thérapeutiques des plantes. D'autres éléments importants permettent d'approfondir cette recherche.

## *La signature de la plante*

Chaque plante exerce à l'endroit où elle pousse, une impulsion thérapeutique qui se caractérise par son mode de développement, par son port, par son geste de croissance, par sa couleur, par son parfum et par la relation qu'elle entretient avec son environnement. Lorsque nous essayons de comprendre la plante, nous devons considérer tous ces éléments et tenir compte des liens qu'elle établit avec le monde.

Les plantes sont des êtres vivants soumis à l'influence de forces opposées, telluriques et cosmiques, en provenance de la terre et de l'immensité cosmique. Leur mode de croissance, leur port, leur gestuelle nous renseignent sur la façon dont elles expriment ces influences. Les plantes qui poussent au ras du sol portent en elles une signification différente de celles qui s'élancent hardiment vers le ciel. Certaines aiment vivre isolées, tandis que d'autres aiment la compagnie. Certaines recherchent la lumière directe du soleil tandis que d'autres préfèrent se développer dans une douce pénombre. Certaines fleurissent dès la fin de l'hiver tandis que d'autres attendent l'embrasement du plein été pour s'épanouir.

La couleur, la forme, la qualité du sol, l'emplacement géographique offrent également des indications précieuses sur les qualités intérieures de la plante. L'observation attentive nous aide non seulement à comprendre le végétal mais aussi à entrer en résonance avec lui.

La plante, nous l'avons vu, établit des liens étroits avec l'homme. L'histoire de cette relation apporte des informations essentielles sur les propriétés de la plante. La connaissance de la tradition et des croyances populaires liées aux plantes, l'interprétation des mythes et des légendes du règne végétal, rendent compte de l'analogie intime qui existe entre l'homme et le règne végétal. L'étude de cette correspondance, remontant à l'aube de l'humanité, dévoile souvent la nature profonde de la plante, son image archétypale.

Ainsi, une véritable compréhension de la plante se dégage progressivement. En s'intéressant aux propriétés thérapeutiques apportées par la plante dans d'autres domaines, tels qu'en homéopathie, en phytothérapie ou en aromathérapie, il sera possible d'établir certaines concordances intéressantes. Le Saule, par exemple, est utilisé en élixir floral pour sa qualité d'acceptation et de tolérance, il permet de surmonter l'amertume et le ressentiment. Ces deux états d'âme, souvent liés à une humiliation, à une déception ou à une injustice, sont ressentis comme une véritable cristallisation, un durcissement de l'âme. Le Saule, par sa flexibilité, par sa force de croissance, est de nature conciliante. Il « prospère dans une humidité rhumatismale là où d'autres arbres pourriraient ou seraient étouffés par les mousses[2] ». De l'écorce du Saule est extrait l'acide salicylique, utilisé dans la fabrication de l'aspirine qui remédie aux cristallisations, aux crispations physiques (migraines, rhumatismes...). Cet exemple montre le lien existant entre deux utilisations thérapeutiques effectuées à partir du Saule.

## *L'approche méditative*

Le contact direct avec la fleur est essentiel pour favoriser et développer une vision intuitive et une compréhension directe du végétal. Les méthodes d'approche sont multiples et dépendent de notre propre sensibilité personnelle. Bien évidemment, plus nous aurons pris le temps d'observer, de connaître la plante, plus il nous sera aisé de rentrer en contact avec elle. Pour ouvrir notre coeur au monde végétal, nous devons agir avec amour et pureté d'intention. Une grande disponibilité et une immense attention sont nécessaires. Nous devons passer d'une conscience objective à une conscience active et imaginative. En retrouvant cette qualité d'émerveillement, propre à la petite enfance, nous redevenons capables de percevoir le royaume végétal sans le voile parasitant du mental. La véritable

2. Julian et Martine BARNARD - « *Les Elixirs Floraux du Dr. Bach* » — Ed. Le Souffle d'Or.

alchimie de l'âme rejoint celle de la nature et lors de l'élaboration d'un élixir floral, le macrocosme de la nature s'unit au microcosme du coeur humain.

Alors, peu importe en fin de compte, si la fleur nous parle par l'intermédiaire d'un Deva ou si elle manifeste directement sa présence à travers une émotion, un état d'âme ou une sensation physique. En explorant le royaume végétal, l'essentiel n'est pas d'entrer en contact télépathique avec les esprits de la nature ou de chercher à développer une technique de perception extra-sensorielle ! La nature intérieure de la plante sait s'offrir à celui qui sait écouter. Et la véritable écoute passe par l'ouverture du coeur, celle qui s'effectue dans le respect et la simplicité, avec une grande honnêteté et une profonde intégrité.

La préparation d'un élixir-mère floral est aisée sur le plan « technique ». Mais le strict respect du protocole technique de préparation ne suffit pas pour obtenir un élixir-mère à l'efficacité thérapeutique reconnue. L'invocation, par le préparateur, des énergies subtiles et l'attention qu'il accorde aux forces élémentales en action, sont fondamentales. Par son niveau de conscience, le préparateur intervient dans le processus de préparation et conditionne le résultat final. Une grande connaissance de la plante est nécessaire pour établir ce lien invisible, nécessaire à la réussite de la préparation. Comme tout apprentissage, celui qui conduit à la connaissance profonde de la plante et à la découverte de son message essentiel, est long et rigoureux. Il nécessite de la patience, de la discipline, de l'enthousiasme et de l'humilité.

## *L'observation thérapeutique*

La recherche et l'expérimentation dans le domaine des élixirs floraux s'effectue de manière empirique avec rigueur et précision. La combinaison de ces différentes approches permet de dégager la qualité intérieure d'une fleur donnée et les propriétés de l'élixir floral qui lui sont rattachées. Ces propriétés ont besoin d'être validées par des observations rigoureuses dans la pratique thérapeutique avant de pouvoir être reconnues durablement. La connaissance actuelle des élixirs floraux et de leurs applications est loin d'être définitive. Elle continue de croître et nous découvrons encore de nouvelles utilisations thérapeutiques pour les remèdes de Bach qui ont soixante années d'existence. Actuellement, en France et dans différentes parties du monde, des groupes de réflexion et de recherche sur les élixirs floraux se développent et travaillent activement sur les élixirs floraux.

Contrairement à d'autres approches thérapeutiques, il n'est pas possible de tester les élixirs floraux sur des personnes en bonne santé et bien équilibrées pour découvrir leurs qualités spécifiques. Du fait de leur auto-adaptabilité, les élixirs floraux ne manifestent leur action que chez les personnes qui en ont besoin. Ainsi l'élixir de Bouton d'Or, qui favorise la reconnaissance de soi et des qualités qui nous sont propres, apporte sa qualité de confiance en soi aux individus qui manquent de confiance, qui sont timides, qui se considèrent avec une extrême modestie. Mais il ne manifestera aucune action chez une personne qui sait s'apprécier à sa juste valeur et qui ne manque pas de confiance en elle. Et à l'opposé, l'élixir de Bouton d'Or ne peut pas déclencher un manque de confiance chez une personne qui a confiance en elle. L'expérimentation de type homéopathique sur les élixirs floraux n'est pas valable. Il n'est pas possible de découvrir les vertus thérapeutiques d'un nouvel élixir floral uniquement par l'expérimentation clinique.

Il est donc essentiel de relier l'approche intuitive du chercheur-préparateur en élixirs floraux à l'expérimentation clinique du thérapeute. Le chercheur-préparateur, à l'aide des approches dont nous avons parlé précédemment, apporte au thérapeute sa perception des propriétés d'un élixir floral choisi et le thérapeute, quant à lui, prescrit l'élixir floral expérimental de manière très ciblée et avec précision, afin de pouvoir facilement en détecter les effets sur ses patients. Ce n'est qu'après une confirmation clinique évidente, que les élixirs floraux expérimentaux peuvent être utilisés à plus grande échelle. Cette recherche va se développer au cours des prochaines années. Effectuée avec prudence et avec rigueur, elle permet d'élaborer un véritable portrait d'un élixir floral et élargit ainsi la compréhension de ce système de santé. Les groupes de réflexion et de recherche sur les élixirs floraux, qui existent actuellement en France, permettent aux thérapeutes, dans leur pratique respective, non seulement d'explorer activement les potentialités de nouveaux élixirs floraux, mais aussi de confirmer et d'affiner les indications d'élixirs déjà connus.

## *La recherche en médecine énergétique*

La recherche dans le domaine des élixirs floraux se trouve confrontée à de nombreux défis. Les élixirs floraux ne tirent pas leurs propriétés de l'action biochimique de substances physiques bien déterminées. Leurs vertus proviennent de propriétés vibratoires et énergétiques qui se situent à un niveau beaucoup plus subtil que celui de la matière.

Les récentes découvertes de la physique atomique, de l'astrophysique et de la génétique ont permis d'élaborer de nouvelles théories qui situent désormais l'être humain dans son terrain bioénergétique et à tous les niveaux de conscience. Malheureusement la médecine conventionnelle n'a pas encore dépassé le modèle matérialiste Newtonien et refuse de s'ouvrir à la réalité énergétique du monde. Ce refus d'ouverture a des conséquences sociales, juridiques et philosophiques très réelles et l'on constate que des approches thérapeutiques vibratoires telles que l'homéopathie et les élixirs floraux sont souvent rejetées alors qu'elles ont montré toute leur efficacité clinique. Ce refus a son origine non seulement dans un dogmatisme souvent excessif, mais aussi, dans l'incapacité à pouvoir tester ces remèdes vibratoires, selon les méthodologies scientifiques classiques. Il est essentiel de développer de nouvelles méthodes d'investigation scientifique permettant de percevoir et de tester les propriétés apportées par les élixirs floraux.

A ce jour, certaines méthodes permettent déjà de percevoir les effets des forces formatrices sur la matière. Ces effets peuvent ainsi être observés, mesurés et interprétés selon les plus stricts standards de la recherche scientifique. La méthode des cristallisations sensibles et la spectographie offrent des voies de recherche particulièrement intéressantes.

### Les cristallisations sensibles

La méthode des cristallisations sensibles, découverte par E. Pfeiffer au début des années 30, met en évidence la force formatrice (éthérique) présente dans un substrat donné et qui se manifeste par une configuration cristalline spécifique. L'évaporation d'un chlorure de cuivre sur un anneau de verre et dans un environnement maintenu à température et à hygrométrie constante, entraîne sa cristallisation. Cette cristallisation se caractérise par un conglomérat d'aiguilles cristallines qui exprime les lois et les forces inscrites dans le sel de cuivre. Si on ajoute à la solution de chlorure de cuivre un substrat végétal, animal ou humain, on s'aperçoit que l'évaporation laisse apparaître des aiguilles cristallines qui s'agencent en formant des dessins hautement caractéristiques (courbes, creux, tourbillons, etc.). Ces images cristallines sont spécifiques à la substance organique testée et révèlent sa qualité interne. Chaque substrat étudié possède une configuration et une texture bien définies, qui reflètent la force vitale de cette substance.

La méthode des cristallisations sensibles est actuellement utilisée dans de nombreux domaines. En agriculture elle permet de tester le niveau de qualité d'un aliment et d'effectuer ainsi des études de prospection agrobiologiques. Ainsi la cristallisation obtenue à partir d'un légume biologique débordant de vie, fournit une image très différente de celle qui a été obtenue à partir d'un légume, d'apparence identique, « nourri » aux engrais de synthèse. Dans le domaine de la santé, cette méthode permet, par l'analyse des fluides corporels (sang, urine, salive), de déterminer des états pathologiques. Le sang d'un malade s'exprime différemment du sang d'une personne en bonne santé car les états pathologiques vont se traduire par des modifications de l'image cristalline, même si ces états ne se sont pas encore manifestés sur le plan physique.

Les cristallisations sensibles permettent l'analyse qualitative des remèdes vibratoires, tels que les élixirs floraux ou les dilutions homéopathiques. Elles mettent en valeur, sur le plan thérapeutique, la spécificité de ces préparations et peuvent être utilisées pour contrôler les différentes phases de « fabrication » des remèdes vibratoires. En Suisse, le Dr. José Garcia[3] a réalisé des cristallisations sensibles avec des élixirs floraux. En utilisant un chlorure de cuivre ultra purifié, à la place d'un chlorure conventionnel, il a obtenu des images d'une grande sensibilité. Les élixirs floraux peuvent être définis par le concept suivant[4] :

$$\text{Elixirs} = \text{Ev} + \text{Se}$$

où Ev représente l'énergie vibratoire du substrat utilisé et Se, le support énergétique.

---

3. GAIA-THERAPEIA - Bulletin n°1 (octobre 1991) - *« Cristallisations sensibles d'élixirs floraux et minéraux »* par Dr. José Garcia.
4. Etienne Guillé - *« L'Alchimie de la vie. Biologie et tradition »* — Ed. du Rocher.

L'énergie vibratoire Ev est l'énergie éthérique de la fleur. Cette énergie est fixée sur un support vibratoire qui est une eau de source pure. L'eau, sous forme de trimère (eau de source, rosée) peut capter et conserver les énergies vibratoires des différents substrats utilisés dans la fabrication des élixirs. Ces énergies peuvent être décelées au moyen du chlorure de cuivre ultra purifié car elles modifient la structure originelle de ce réactif. José Garcia, en testant des élixirs floraux, a obtenu des images cristallines spécifiques à chacun des élixirs. L'observation de ces spécificités met en évidence l'activité énergétique des élixirs testés. Une absence de modification de la cristallisation originale aurait montré l'altération ou le manque d'activité de l'élixir testé.

D'autres groupes de recherche, dans le domaine des cristallisations sensibles d'élixirs floraux, se mettent en place actuellement en France.

## La spectographie

La spectographie met en évidence le champ énergétique d'une personne ou de toute substance vivante, par impression photographique. L'appareil utilisé est un spectographe qui émet des basses fréquences, entrant en interaction avec un sujet déterminé. L'image spectographique permet de visualiser l'« aura » et de déceler les fluctuations de ce rayonnement. La spectrographie est née à la suite des travaux de Darsonval puis s'est développée sous l'impulsion des époux Kirlian (« effet Kirlian ») et du Dr. Dostromon. Actuellement cette technique est surtout utilisée comme aide au diagnostic médical car elle permet de localiser les carences et les blocages énergétiques. Les appareillages les plus récents permettent également de visualiser l'effet des élixirs floraux sur l'« aura » d'un individu et des expérimentations récentes ont déjà montré l'action quasi immédiate de certains élixirs floraux sur la sphère énergétique[5].

---

5. Association GAIA - Bulletin n°1 (Hiver 1987/1988) : Dossier « *La spectrographie et les Elixirs Floraux* ».

# CHAPITRE 8

# SUR LE CHEMIN DE L'EVEIL

*« Ne savez-vous pas que vous êtes le temple de Dieu et que l'Esprit de Dieu habite en vous ? »*

*Paul, 1ère Epître aux Corinthiens 3, 16*

Il existe une très grande variété de réactions aux élixirs floraux. Les résultats se manifestent parfois immédiatement ou dans les minutes qui suivent la prise. Très perceptibles et parfois mêmes intenses, ils se caractérisent par un mieux-être général, quasi instantané. La rapidité des effets dépend de l'intensité du déséquilibre et de la rapidité avec laquelle il s'est manifesté. Ainsi, tous les élixirs qui s'adressent aux situations de crise, aux chocs, aux traumatismes, au bouleversements émotionnels, agissent d'autant plus rapidement qu'ils sont utilisés immédiatement après la phase critique.

De façon plus générale, les élixirs floraux ne se font pas ressentir immédiatement et directement lorsqu'ils sont employés pour obtenir un changement de la « vie intérieure », pour corriger des attitudes, des comportements ou des schémas mentaux inadaptés. Certaines personnes ne remarquent pas de différences immédiates dans leur comportement et leur perception des choses, car les changements de leur condition psycho-émotionnelle interviennent très progressivement. Plusieurs jours ou semaines peuvent se dérouler avant que l'élixir se fasse sentir. D'autres personnes signalent des résultats immédiats, même lorsqu'il s'agit de traiter des problèmes de fond, c'est-à-dire des déséquilibres inscrits dans la personnalité depuis des années. Mises à part les situations passagères de forte intensité qui requièrent l'utilisation brève et ponctuelle des élixirs et auxquelles on remédie rapidement, la majorité des personnes répondent aux élixirs floraux dans une moyenne de 7 à 15 jours.

Ne traitant pas nécessairement des symptômes psychiques ou physiques apparents, les élixirs floraux ne sont pas nécessairement ressentis de manière très directe. Il faut quelque temps pour remarquer les transformations subtiles dans notre façon d'être et d'agir ou dans la façon dont nous percevons le monde, les autres ou nous-mêmes. Les personnes attentives à leur vie intérieure, à leur comportement quotidien, à leurs réactions psycho-émotionnelles, reconnaîtront aisément l'effet transformatif des élixirs floraux. L'écoute de soi et la prise en conscience des élixirs floraux accentuent non seulement le ressenti des effets mais aussi l'impact des élixirs sur la psyché de l'individu.

Les élixirs floraux sont néanmoins utilisés avec succès sur les personnes qui ne croient pas aux élixirs floraux, qui sont incapables ou qui refusent, consciemment ou inconsciemment, d'en reconnaître les effets. Ils fonctionnent très bien sur les enfants, les handicapés mentaux ou les animaux. Souvent, les individus sceptiques ou peu ouverts au ressenti personnel ont des difficultés à percevoir les changements positifs qui interviennent dans leur personnalité ou à les relier aux élixirs floraux. Ceux-ci ne sont reconnus que par les proches, famille ou amis, ou attribués à une autre origine que les élixirs floraux. Il n'est pas rare d'entendre cette phrase : « Depuis que j'utilise les élixirs, je me sens beaucoup mieux, mais ce n'est pas dû au fleurs, c'est tout simplement parce que j'ai changé de point de vue, j'ai repris confiance en moi, etc. »

Les élixirs floraux ne sont pas et n'agissent pas comme des médicaments classiques. Ils n'interfèrent pas avec le libre arbitre de l'individu. Ce dernier n'est pas passif face à un remède qu'il subit. L'élixir floral « parle » à la conscience de l'homme en éveillant en lui une qualité d'âme manquante ou déficiente. Mais si la personne n'est pas prête à accepter ou à vivre le message apporté par l'élixir floral, celui-ci ne se manifestera pas au sein de la conscience. En n'interférant pas avec l'espace de liberté intérieur, propre à chaque être humain, les élixirs floraux ne sont jamais ressentis comme des remèdes venus de l'extérieur, en dehors de soi. Ils ne contraignent pas la volonté humaine, ils amènent les inspirations et déclenchent les prises de conscience susceptibles de provoquer des changements radicaux au sein de l'individu, jusque sur le plan physique. C'est pourquoi, leur effet transformatif n'est pas toujours reconnaissable car la guérison qu'ils apportent est souvent vécue comme venant de soi.

Le changement le plus facilement perceptible, apporté par les élixirs floraux, se situe au niveau du bien-être physique. Ce changement est la preuve indéniable de l'extraordinaire efficacité des élixirs floraux. Il faut être prudent si l'on veut mettre en relation les élixirs floraux avec les traitements de maladies physiques spécifiques. Néanmoins, de nombreux médecins et thérapeutes ont découvert l'intérêt d'intégrer ce système thérapeutique dans leur pratique médicale. En aidant leurs patients à développer un meilleur équilibre psycho-émotionnel grâce aux élixirs, ils ont pu obtenir une amélioration de leur santé sur le plan physique.

Considérés en tant que palliatifs émotionnels apaisants, les élixirs floraux sont d'efficaces antidotes contre les tensions, les stress et les conflits internes que nous vivons. Utilisés de cette façon, les élixirs floraux sont certainement plus doux et inoffensifs que les tranquillisants allopathiques. Cependant, leur rôle essentiel de catalyseurs n'est pas pris en compte. En nous apportant une nouvelle compréhension du vécu, ils nous offrent la possibilité d'extirper du plus profond de nous-mêmes, les blocages mentaux et émotionnels. Les élixirs ne s'attaquent pas directement aux déséquilibres internes. Ils élèvent notre niveau de conscience et favorisent ainsi l'émergence de qualités latentes ou réprimées qui n'ont pas encore eu la possibilité de s'exprimer. Comme le soulignait Edward Bach, « ils guérissent, non en attaquant la maladie, mais en inondant nos corps des vibrations merveilleuses de notre nature supérieure, en présence de laquelle la maladie disparait comme neige au soleil ».

Les élixirs floraux nous aident à devenir plus conscients de nos actes et développent notre individualité en nous libérant des influences du monde, en sorte que « n'obéissant qu'aux directives de notre âme, indépendamment des circonstances ou des autres, nous devenions nos propres maîtres, dirigeant notre barque sur les flots houleux de la vie sans jamais quitter la barre ni, à aucun moment, en laisser la conduite à un autre. Il nous faut gagner notre liberté absolument et complètement, de sorte que tout ce que nous faisons, chacune de nos actions, voire même chacune de nos pensées, tire son origine de nous-mêmes[1] ».

Notre civilisation moderne et technologique a supprimé toute signification à la maladie et à la souffrance et leur refuse le droit d'exister. Cette conviction est très certainement liée à la conception d'une existence humaine limitée par la naissance et par la mort. La maladie apparaît donc dépourvue de sens. Si nous considérons l'homme comme une individualité qui est amenée, au cours de son existence, à évoluer, à se transformer, alors la maladie devient une partie de sa vie.

Les élixirs floraux nous aident à devenir responsables de notre existence. Il est essentiel de ne pas se considérer comme des victimes de notre passé sans cesse condamnés à endurer les souffrances résultant de nos conditionnements, de nos croyances et de nos traumatismes passés. Les problèmes, les blocages et les souffrances dont nous faisons l'expérience doivent être perçues comme des leçons de vie que nous n'avons pas correctement maîtrisées. Ils représentent des possibilités qui n'ont pas encore été exploitées. Les élixirs floraux nous aident à nous libérer des nombreuses carapaces mentales et émotionnelles qui nous emprisonnent et qui empêchent l'expression de notre véritable créativité.

Le champ d'action des élixirs floraux est assez proche du concept d'individuation dont parle Carl Jung, ce processus dynamique au coeur de la psyché qui a pour but de développer la personnalité individuelle. Cette tendance créatrice de l'inconscient vers une conscience supérieure permet à l'individu de provoquer cette rencontre entre le soi et son ombre et d'émerger ainsi dans la réalisation du soi. Selon Jung, toute la vie, depuis l'enfance, consiste en une succession de métamorphoses dont le but est la réalisation du soi. La dimension alchimique des élixirs floraux ressurgit, au sein même de leur utilisation : Ils permettent de faire l'expérience du déséquilibre et de l'autre aspect de la polarité. Face à la peur, ils éveillent en nous le courage et nous aident à confronter pleinement cette peur. La guérison de l'âme s'effectue lorsque les opposés s'unissent et se métamorphosent en une nouvelle synthèse.

1. Edward Bach - « *La guérison par les fleurs* » — Ed. Le Courrier du Livre.

Aux plus beaux jours du printemps et de l'été, la nature se dévoile dans toute sa splendeur. Ecoutons son chant qui s'élève, à l'aube d'un matin paisible et harmonieux. Dans la quiétude du coeur et de l'âme, attentifs au message des fleurs, belles et éphémères, nous entendrons alors s'élever le doux murmure de l'Amour. L'essence de la vie est amour et la plus grande contribution de l'homme à la vie sur Terre est d'aimer.

DEUXIEME PARTIE

# LES FLEURS ET LEURS MESSAGES

CHAPITRE 9

# LES ELIXIRS FLORAUX

64 élixirs floraux sont décrits dans cette seconde partie. Avant chaque description d'élixir floral, vous trouverez des informations concernant la plante, sa description botanique, son origine et son habitat, l'histoire, les traditions et les symboles qui s'y rattachent, les utilisations phytothérapeutiques. Ces indications sont importantes car elles nous aident à saisir la plante dans sa globalité. La couleur de la fleur est également mentionnée.

Les élixirs floraux sont présentés d'une part avec les qualités positives qui leur sont associées et d'autre part avec les déséquilibres et les perturbations qui entravent l'expression de ces qualités. Ils concernent la vie de l'âme et leur action se manifeste sur les différents plans d'existence de l'être humain.

# ACHILLEE BLANCHE
# ACHILLEE ROSE

*Achillea Millefolium*
**(blanc / rose)**

**Habitat et description** : De la famille des Composées, l'Achillée Millefeuille se rencontre un peu partout en Europe dans les prés secs, au bord des chemins, dans les rocailles, aussi bien en plaine qu'en région de montagne. L'achillée est une plante aromatique avec une tige dressée et duveteuse, qui peut atteindre 60 à 80 cm de hauteur en plaine. Les fleurs blanches ou roses, en forme de corymbe, apparaissent de mai à octobre.

**Histoire et tradition** : L'Achillée est reconnue pour ses pouvoirs magiques par différentes civilisations. Tenue en haute estime par les chinois, ses tiges fournissent les 50 baguettes végétales utilisées par la méthode divinatoire développée dans le Yi-King. Les Celtes et autres peuplades nordiques entouraient sa récolte et son usage thérapeutique de rites magiques. Les indiens d'Amérique du Nord emploient toujours l'Achillée dans leurs cérémonies de purification. Cette plante tire son nom du guerrier grec Achille qui l'utilisa pour soigner les plaies de ses soldats. Son action cicatrisante, vulnéraire et antiseptique était reconnue au moyen-âge (cf. « *Le Livre des Simples Médecines* »[1]). Dans la tradition populaire, l'Achillée était utilisée pour apporter du courage et pour protéger en repoussant les maladies et les mauvais esprits.

**Usages phytothérapiques :** L'Achillée Millefeuille stimule le métabolisme, fortifie la fonction digestive, régularise la période menstruelle chez les femmes. Elle possède également une action diurétique et antiseptique des voies urinaires. De par son action sur le foie et sur le sang, l'Achillée soigne les ulcérations et accélère la guérison des plaies (pouvoir hémostatique et cicatrisant).

## ELIXIR FLORAL D'ACHILLEE

*Protection, Intégration*

L'Achillée fait partie du paysage du Vercors, montagne calcaire où souvent l'eau se fait rare. Il y fleurit en été, lorsque le soleil est chaud et lumineux. Les fleurs, groupées en corymbe, au sommet d'une tige dressée, suggèrent la forme d'un parasol protecteur. Connue depuis des millénaires pour ses vertus protectrices, l'Achillée est utilisée en élixir floral pour sa qualité de *protection* contre les influences négatives extérieures.

Dans certaines circonstances, nous pouvons être perturbés intensément par les émotions ou les pensées de ceux qui sont dans notre environnement proche. L'élixir floral d'Achillée rose est plus lié à la sphère émotionnelle. Il protège les individus sensibles des émotions négatives extérieures, en renforçant la personne sur le plan émotionnel. Les émotions négatives projetées sur une personne peuvent provenir d'attaques psychiques délibérées (par exemple dans un environnement menaçant) ou d'états émotifs très intenses (une violente colère, une peur aiguë...).

L'élixir floral d'Achillée blanche protège contre les perturbations de l'environnement telles que la radioactivité ambiante ou certaines pollutions électro-magnétiques. Son action thérapeutique s'exerce sur un plan éthérique. Il renforce la structure énergétique de l'individu. C'est en effet à ce niveau que se développe l'action dévastatrice des radiations : la radioactivité attaquant directement les forces formatrices (ou éthériques) de la matière. Les personnes qui travaillent de longues heures devant un écran d'ordinateur, ainsi que celles qui regardent souvent la télévision, bénéficieront de cet élixir floral.

L'élixir floral d'Achillée (blanc et rose) est conseillé à ceux qui se sentent vulnérables, qui sont hypersensibles, très émotifs ou trop réceptifs. Il est donc également conseillé à ceux qui, de par leur profession, sont ouverts aux problèmes des autres. Il protège, non pas en installant un « bouclier invisible » autour de la personne, mais plutôt en lui permettant d'intégrer harmonieusement toutes les influences pertubatrices en provenance de l'environnement.

---

1. « *Le Livre des Simples Médecines* » - Platéarius — Ed. Vilo, Bibliothèque Nationale.

# AIL

*Allium sativum*
*Allium schoenoprasum*
*(blanc / mauve)*

**Habitat et description** : De la famille des Liliacées, l'Ail se rencontre dans tous les climats chauds, sur des sols riches et bien drainés. Originaire des régions tempérées d'Europe, Allium schoenoprasum, appelé communément Ciboulette ou Ail sauvage, croît dans des lieux pierreux et secs, le long des fleuves et dans les prés. L'Ail croît à partir d'un petit bulbe segmenté (gousses). La tige élancée est entourée de feuilles longues, étroites et pointues. L'Ail cultivé, Allium sativum, produit des fleurs blanches, pétiolées, hexagonales et étoilées tandis que la Ciboulette produit des fleurs de couleur rose lilas ou pourpre, à six sépales. L'Ail fleurit en été (juin-juillet).

**Histoire et tradition** : Plante médicinale et culinaire très connue, l'Ail est cultivé depuis des siècles. Les Egyptiens et les Romains l'utilisaient déjà comme remède stimulant. Au Moyen-âge, on lui reconnaissait un rôle préventif et curatif de la peste. Dans la tradition populaire, il protège des mauvais esprits et éloigne les démons et les vampires. Originaire d'Asie, Allium sativum est cultivé partout sur la planète. Le nom botanique « Allium » provient probablement du celte « all » qui signifie « brûlant » et qui convient tout à fait à la saveur chaude et piquante de la plante.

**Usages phytothérapiques** : Les principes actifs de ces deux plantes sont pratiquement identiques. Il en est de même de leur action médicinale. Toute la plante est imprégnée d'une forte odeur sulfureuse. Son action purificatrice est intéressante : l'Ail possède de remarquables propriétés antibactériennes. C'est un stimulant pour le système digestif, il favorise la circulation sanguine et l'élimination diurétique. Utilisé contre les troubles nerveux, l'Ail est aussi un excellent vermifuge, un expectorant, un stomachique et un antiseptique.

## ELIXIR FLORAL D'AIL

*Libération des peurs, force, sens de l'Unité*

Utilisé en élixir floral, l'Ail va agir sur les toxines de la peur et de l'insécurité. Il poursuit sa fonction purificatrice en aidant l'individu à se débarrasser de ses peurs. L'utilisation phytothérapique de l'Ail a montré son action stimulante sur les processus métaboliques. L'élixir floral d'Ail, sur un autre plan, va stimuler les forces du vouloir face à un « parasitage astral ». Il permet de se libérer des anxiétés et des insécurités. Il agit sur les peurs qui paralysent la volonté et qui épuisent les forces vitales (celles du métabolisme).

La peur est un thème pénétrant dans la vie de l'âme ou de la psyché. Il existe toute une gamme d'élixirs floraux qui s'adressent aux nombreuses variétés de peurs de l'expérience humaine. Le Mimulus s'adresse aux peurs connues du quotidien, vécues par des personnes plutôt timides, nerveuses, sensibles qui ont des craintes excessives et qui, en conséquence, sont toujours anxieuses et hésitantes. L'Ail, par contre s'adresse aux peurs qui prennent racine dans l'inconscient, à l'anxiété latente (et parfois même à l'angoisse) qui paralyse la volonté et empêche toute action.

L'élixir floral d'Ail élimine les peurs et les tensions ressenties au niveau du plexus solaire. Il est conseillé à ceux qui sont sujets à la faiblesse, aux infections fréquentes et qui se dévitalisent. Il apporte ainsi force et résistance. L'élixir d'Ail est également recommandé lors de perturbations du système immunitaire et du métabolisme, d'origine psychosomatique. L'élixir floral d'Ail possède une vertu stimulante et purificatrice, ses qualités majeures sont la *force* et la *vitalité* qui favorisent la libération des peurs et des anxiétés.

Lorsque l'âme se sent coupée de son essence divine, elle se fragilise et se laisse envahir par les toxines de la peur et de l'insécurité. Les Egyptiens, vénéraient les plantes à bulbe, telles que l'Ail et l'Oignon, croyant qu'elles manifestaient une connexion intacte avec le Divin. Ils percevaient le message spirituel de l'Ail, qui nous aide à retrouver notre « complétude » et notre force de volonté, lorsque nous sommes envahi par les sentiments d'isolation, d'abandon et d'obscurité.

# AMANDIER

*Prunus amygdalus*
*(blanc rosé)*

**Habitat et description** : Originaire du Proche-Orient, l'Amandier fut introduit dans le bassin méditerranéen par les Grecs et les Romains. En France, il n'apparut qu'à la fin du Moyen-âge. Petit arbre de la famille des Rosacées, au tronc court et tortueux, l'Amandier aime la chaleur, la lumière et se rencontre sur les sols calcaires. Les feuilles caduques et alternes sont beaucoup plus longues que larges. Les fleurs blanc rosé apparaissent bien avant les feuilles, au tout début du printemps.

**Histoire et tradition** : L'Amandier joue un rôle important dans les légendes mythologiques et dans les contes populaires. Les Hébreux ont fait de l'Amandier le symbole de la vigilance, étant le premier arbre à annoncer le printemps par sa floraison. Symboles de fécondité, les amandes sont placées sur la table des cérémonies nuptiales des Tchèques. Selon Pline et Plutarque, l'amande est un remède puissant contre l'ivresse.

**Usages phytothérapiques** : Riche en huile, en protéines, en glucides, en vitamines et en substances minérales, l'amande douce est un aliment très nutritif. L'huile est un bon laxatif et on l'utilise pour les massages. Les amandes amères, toxiques, contiennent de l'acide cyanhydrique et sont impropres à la consommation. Le lait d'amande douce est une excellente boisson rafraîchissante et nourrissante.

## ELIXIR FLORAL D'AMANDIER

*Joie de vivre, vitalité*

La floraison précoce de l'Amandier nous éblouit et nous inonde de sa joie et de sa vitalité. A la sortie de l'hiver froid et sombre, les fleurs blanches et lumineuses, apparaissant bien avant les feuilles, nous apportent leur message d'éternelle jeunesse et de joie de vivre. Les fleurs d'Amandier sont le sourire de la nature qui se réjouit de sa beauté.

L'élixir floral d'Amandier est recommandé aux personnes âgées qui ne supportent pas de se voir vieillir et qui n'acceptent pas la marque de la vieillesse sur leur corps. Il possède une influence prépondérante sur le processus de vieillissement.

Il est conseillé aux personnes, de tous âges, qui ont peur de vieillir.

L'élixir floral d'Amandier est un tonique universel qui fortifie le corps éthérique et qui dynamise le corps physique. C'est un élixir recommandé aux enfants qui ont des problèmes de croissance. L'élixir floral d'Amandier vivifie l'organisme. Il est bénéfique aux personnes âgées ainsi qu'à celles qui sont dévitalisées.

L'élixir floral d'Amandier nous rappelle que la vraie beauté n'est pas celle, éphémère, du corps mais celle, éternelle, de l'âme et que nous devons accepter le vieillissement de notre corps. Son message nous ouvre à la beauté de la vie et nous apporte joie de vivre et vitalité.

# ANETH

*Anethum graveolens*
*(jaune)*

**Habitat et description** : Originaire d'Orient, du sud de la Russie et de la région méditerranéenne, l'Aneth est une ombellifère proche du fenouil, haute jusqu'à un mètre, dont les fleurs jaunes, groupées en ombelles, apparaissent en juin et en juillet. Les feuilles, lisses et très découpées, possèdent une gaine creuse et sont recouvertes de pruine, cette couche blanchâtre, de nature cireuse qui recouvre certains organes végétaux (les prunes, par exemple). L'Aneth se développe sur tout le pourtour méditerranéen.

**Histoire et tradition** : Cette plante aromatique, d'usage très ancien, est citée dans la Bible. Les Egyptiens la cultivaient, les Grecs et les Romains l'utilisaient pour parfumer les mets destinés aux athlètes. Cultivé en Europe depuis la fin du Moyen-âge, c'est un condiment toujours très apprécié, surtout dans les pays nordiques.

**Usages phytothérapiques** : Le fruit mûr desséché et les feuilles sont utilisées pour les problèmes de digestion. L'Aneth stimule la production de lait maternel. C'est le constituant de nombreux remèdes digestifs infantiles car il permet d'apaiser les coliques et les flatulences. L'Aneth est cultivé aussi pour son essence volatile, employée par l'industrie alimentaire.

## ELIXIR FLORAL D'ANETH

*Assimilation des expériences*

L'étude des processus de croissance de l'Aneth nous donne des indications précieuses sur ses qualités en tant qu'élixir floral. Comme toutes les ombellifères, l'Aneth possède des feuilles aux formes élaborées, légères et très découpées qui envahissent l'espace environnant. Les fleurs, multiples et non serrées rayonnent également dans toutes les directions. Cet épanouissement aérien montre la relation étroite qu'a l'Aneth avec l'élément air. La grande majorité des plantes, pour prendre corps, utilisent le solide et le liquide (en rapport avec les forces éthériques, et nécessaires à la vie)[2].

L'élément aérien se rencontre chez les ombellifères qui non seulement s'étendent dans l'air environnant mais qui conjointement, intègrent la substance air à l'intérieur de leur organisme (dans les gaines foliaires, les tiges, les rhizomes). L'Aneth capte les forces astrales jusque dans ses feuilles, sa tige, sa racine et les intègre aux processus internes de structuration, de solidification en produisant le latex, substance mercurielle. Cette capacité d'assimilation de l'élément air, porteur des forces astrales, se retrouve dans l'action phytothérapique de l'Aneth chez l'homme : elle favorise une meilleure assimilation de la nourriture, élimine les troubles digestifs (accumulation de gaz) et soulage les spasmes et les crampes des domaines respiratoires et circulatoires. Tous ces maux se manifestent chez l'homme lorsque le corps astral s'accroche trop intensément à une zone organique, manifestant alors des problèmes d'assimilation.

Alors que l'Aneth, utilisée en phytothérapie, favorise une meilleure assimilation de la nourriture et élimine les troubles digestifs, il est intéressant de noter que l'élixir floral d'Aneth agit également sur les problèmes d'assimilation, mais à un niveau plus subtil.

En effet, l'élixir floral d'Aneth favorise l'assimilation de la « nourriture psychique », c'est-à-dire nos expériences. Il permet d'assimiler correctement les nombreuses situations qui se présentent, en particulier lorsque l'individu est confronté à un rythme de vie très rapide et très intense. Il est recommandé à ceux qui ont l'impression d'être submergés par trop de choses à la fois, qui semblent être continuellement dépassés par leur situation.

L'élixir floral d'Aneth est recommandé à ceux qui vivent en milieu urbain et qui sont soumis à des styles de vie stressés.

L'élixir floral d'Aneth apporte vivacité, clarté d'esprit ainsi qu'une perspective de vie plus détachée. Il est recommandé à l'individu qui se trouve empétré dans des schémas mentaux trop envahissants et développe une plus grande réceptivité à la connaissance intérieure.

Il s'utilise également dans les situations de stress temporaires telles que les challenges de la vie professionnelle, les conflits interpersonnels, la préparation aux examens, les voyages : toutes les situations qui nécessitent d'être rapidement « assimilées ». L'élixir d'Aneth s'adresse aussi aux mères de famille dépassées par leurs tâches ménagères ou par le remue-ménage des enfants.

L'élixir floral d'Aneth favorise des états de conscience plus sereins et développe la capacité d'assimilation par une vision de la vie plus ouverte.

---

2. L'élément air est incorporé chez l'homme et l'animal. Avec l'élément aérien, l'âme (le corps astral) et le spirituel pénètrent dans le corps. Les forces de l'âme sont habituellement extérieures à la plante, celle-ci n'ayant pas la capacité d'intégrer l'élément air. Cette influence astrale ne manifeste son contact et son action sur la substance végétale qu'au moment de la floraison par les couleurs, les parfums, la chaleur que la fleur diffuse.

# ANGELIQUE

*Angelica archangelica*
*(blanc)*

**Habitat et description** : De la famille des Ombellifères, l'Angélique est une plante vivace majestueuse et vigoureuse qui peut atteindre 2 m de hauteur. Originaire d'Asie et d'Europe du Nord, elle se rencontre, jusqu'à 1800 m d'altitude, dans les prés humides, au bord des rivières, dans les lieux ensoleillés, rafraîchis par un ruisseau. La tige, creuse et rougeâtre, se ramifie et supporte des feuilles triangulaires ou losangées, découpées en folioles dentées. Les fleurs, de couleur jaune-vert, apparaissent en larges ombelles hémisphériques, avec de nombreux rayons. La floraison s'effectue de juin à septembre. Toute la plante dégage un parfum musqué, très agréable.

**Histoire et tradition** : Connue par l'homme depuis des temps immémoriaux, l'Angélique a fait longtemps partie de l'alimentation des peuplades nordiques (Sibérie, Islande, Laponie...). Utilisée et célébrée par les tibétains, elle fut reconnue pour ses vertus médicinales en Europe, dès le Moyen-âge. Paracelse la qualifiait de « remède merveilleux » et on l'utilisait pour éloigner la peste, neutraliser l'effet des venins et prolonger l'existence. Son nom est relié à l'archange Raphaël, l'archange de la guérison, qui révéla en songe les vertus de cette plante au moment où une épidémie de peste ravageait l'Europe. On l'emploie dans l'alimentation et en confiserie. Elle entre dans la composition de certaines liqueurs (liqueur d'Angélique de Niort).

**Usages phytothérapiques** : De nos jours, l'Angélique est utilisée pour ses vertus stimulantes et antiseptiques. Elle stimule la circulation du sang et la digestion. Elle calme l'indigestion, les coliques et les flatulences. Antibactérienne, antifongique, antispasmodique et diurétique, l'Angélique possède également des propriétés expectorantes efficaces pour l'asthme et la bronchite. On l'utilise dans les infections urinaires et pour le traitement des règles douloureuses. En Chine, l'Angelica sinensis est un reconstituant du sang.

## ELIXIR FLORAL D'ANGELIQUE

*Protection spirituelle*

Les hommes du Moyen-Âge appelèrent cette plante Angélique car elle conférait une très grande protection contre les maladies. Paracelse louait ce remède qui selon lui pouvait vaincre la peur paralysante éprouvée par l'homme face à la contagion et aux épidémies. Selon Paracelse, l'Angélique amène à l'homme les forces de guérison du monde spirituel et lorsqu'il parlait de protection contre la contagion, il ne pensait certainement pas aux bactéries. Il avait découvert que cette plante non seulement renforçait les pouvoirs internes de défense mais aussi et surtout empêchait l'individu de « s'abandonner » aux épidémies.

L'élixir floral d'Angélique nous apporte la protection des royaumes spirituels. Il développe la confiance en l'influence divine qui guide notre existence.

En nous aidant à nous connecter aux « royaumes angéliques », l'élixir floral d'Angélique nous aide à affronter l'inconnu. Il favorise la perception de l'action bienveillante de forces supérieures sur notre propre vie.

L'élixir d'Angélique est conseillé dans les situations d'urgence pour sa qualité de protection. Il s'utilise chaque fois que la vie de l'homme est en jeu (intervention chirurgicale, maladie grave,...) et lorsque le seuil de la mort approche. C'est un élixir également conseillé à ceux qui donnent des soins ou qui accompagnent les personnes mourantes.

L'élixir floral d'Angélique renforce la confiance et fortifie la résistance de l'organisme dans les situations difficiles.

On l'utilisera lorsque l'individu, à l'orée du seuil inconnu, éprouve une peur viscérale qui le submerge.

Aujourd'hui, la peur envahit le monde et l'homme de tous côtés. La noble Angélique nous apporte ses forces bienveillantes. Elle est l'expression végétale des entités angéliques qui nous protègent. Elle peut nous aider à comprendre que l'esprit humain a réellement le pouvoir de conquérir la peur en développant des forces de pensée actives, positives et créatrices, avec l'aide des forces angéliques qui se tiennent derrière les événements de notre temps.

# ARNICA

*Arnica montana*
*(jaune)*

**Habitat et description** : Plante pérennante et aromatique, de la famille des Composées, l'Arnica est originaire des régions montagneuses d'Europe centrale et méridionale. On la rencontre dans les alpages, les prairies marécageuses, les landes. Répandue surtout en montagne, l'Arnica est de plus en plus rare. De la rosette foliaire, posée sur le sol, se dresse une tige rigide et duveteuse, non ramifiée, avec une ou deux paires de feuilles opposées. Tout au sommet, les fleurs en capitules de couleur jaune d'or, apparaissent durant l'été, de juin à août.

**Histoire et tradition** : L'Arnica est connue des grands herboristes du Moyen-Âge. Elle fut employée en Europe centrale dans la médecine populaire à partir du XVe siècle.

**Usages phytothérapiques** : On l'utilise en usage externe contre les contusions, les entorses et les foulures. Elle est aussi employée en homéopathie contre les chocs et traumatismes, tant physiques que psychiques selon le niveau de dilution. En usage phytothérapique interne, elle doit être employée avec précaution étant fortement toxique à certaines doses.

## ELIXIR FLORAL D'ARNICA

*Réconfort et régénération*

« De toutes les matières, c'est de l'énergie qui est condensée dans l'Arnica...Voyez donc cette fleur, comme elle s'ouvre, comme elle se déploie dans la lumière, dans l'incandescence solaire...Voici la plante de la guérison rapide, de la décision énergique. S'il t'a été fait violence de l'extérieur, l'Arnica est prête à te secourir. » (Goethe).

L'Arnica s'imprègne de la lumière solaire et développe des qualités de lumière et de chaleur. Sa couleur jaune orangée, son odeur chaude et épicée sont l'expression de la présence d'une puissante énergie lumineuse aux vertus vitalisantes et régénératrices. L'Arnica se développe sur les terrains siliceux : les plantes qui possèdent une grande quantité d'acide silicique, telles que l'Arnica, sont très réceptives aux influences extérieures, à la lumière.

On emploie la teinture d'Arnica en usage externe, sur la peau, pour soigner les chocs et les contusions. L'élixir floral d'Arnica possède une action similaire sur le corps éthérique lorsque l'individu a subi un choc ou un traumatisme. Il rééquilibre l'énergie vitale et rétablit le contact avec le Soi supérieur, spécialement lorsque le corps physique s'est dissocié des autres corps énergétiques par suite d'une lésion importante ou d'un grave traumatisme physique. En effet, un traumatisme est constitué d'un violent impact énergétique devant lequel un individu (ou plutôt son système énergétique) ne peut pas faire face sans altérations. Certains traumatismes se manifesteront directement et immédiatement sur le plan physique, sans nécessairement « s'inscrire » dans la personnalité de l'individu. D'autres ne montreront leur impact que des semaines, des mois, voire des années plus tard, avec des distorsions sur le plan mental ou émotionnel.

L'élixir floral d'Arnica répare les dommages causés par tout choc ou traumatisme, physique, mental, émotionnel ou spirituel.

Il s'utilise suite aux traumatismes causés par un abus de drogues, particulièrement lorsque le système nerveux est endommagé. Dans les situations d'urgence, il atténue les traumatismes et soulage, spécialement lorsqu'il y a une lésion physique.

L'élixir floral d'Arnica est un excellent élixir qui neutralise les chocs et les traumatismes. Il soulage, réconforte, régénère et apporte sa vitalité lumineuse.

# AUBEPINE

*Crataegus oxyacantha*
*(blanc)*

**Habitat et description** : De la famille des Rosacées, l'Aubépine est un arbrisseau pouvant atteindre 9 mètres de haut. Originaire d'Europe, d'Afrique septentrionale et d'Asie occidentale, elle se rencontre dans les haies et dans les bois d'arbres à feuilles larges. Les branches, rigides et épineuses portent des feuilles glabres, ovales, aux lobes très profonds non dentés. Les fleurs blanches ou rosées, à cinq pétales et aux étamines violacées, apparaissent en corymbes à l'extrémité des rameaux, d'Avril à Juin. Les fruits, rouge-orangé, contiennent deux ou trois graines très dures, sous une enveloppe charnue et mince.

**Histoire et tradition** : L'Aubépine a été célébrée par de nombreux poètes et romanciers pour sa délicatesse et sa fraîcheur. Les hommes de la préhistoire mangeaient ses fruits rouges qui furent reconnus, dès l'Antiquité, pour leurs vertus médicinales. Le bois de l'Aubépine, dur comme le fer, était autrefois utilisé pour la fabrication des billots des suppliciés.

**Usages phytothérapiques** : Les fruits possèdent un effet diurétique et astringent. Ils s'emploient pour faciliter la digestion et pour traiter les dyspepsies et les diarrhées. L'Aubépine est surtout l'un des plus précieux remèdes pour le coeur et la circulation. Elle contient des flavonoïdes et des procyanidines qui agissent sur les troubles de coeur, de façon très significative.

## ELIXIR FLORAL D'AUBEPINE

*Liberté intérieure*

Au printemps, l'Aubépine nous offre sa splendide floraison, étincelante comme la neige au soleil, qui par sa beauté et sa délicatesse semble s'opposer aux aiguillons rébarbatifs et au bois très dur de l'arbre. Les fleurs, au parfum lourd et étourdissant, attirent une multitude d'insectes. Discrète et respectueuse des autres espèces végétales, elle manifeste sa présence uniquement au printemps, dans une floraison lumineuse et pleine de vitalité. Quelle que soit sa place, l'Aubépine s'adapte et s'intègre de façon remarquable dans son environnement. Elle semble toujours à sa place dans la nature.

L'élixir floral d'Aubépine facilite la libération des influences extérieures et plus particulièrement celles provoquées par les attachements émotionnels. Il nous fait découvrir que la vie ne peut se dérouler dans la dépendance aux autres et nous aide à développer la véritable individualité, celle qui mène sur le chemin de la réalisation du Soi. Son message spirituel est celui de la *liberté intérieure*.

L'élixir floral d'Aubépine soulage les stress émotionnels intenses liés aux problèmes relationnels. Il apaise et équilibre le centre cardiaque chez les personnes qui viennent de vivre une séparation brutale (disparition d'un être cher, rupture).

En facilitant la libération des attachements émotionnels, l'élixir d'Aubépine adoucit la douleur de la séparation et apaise le chagrin. Il permet de prendre conscience que le véritable amour pour autrui est un amour inconditionnel, non limité par les émotions liées à l'attachement ou à la possessivité.

L'élixir d'Aubépine est également recommandé aux personnes qui ont mal intégré une rupture ou une séparation et qui se sont endurcies intérieurement. Cet élixir est conseillé pour toutes les situations de « coeur brisé », et de manière plus générale, dans toutes les situations de stress intenses qui pèsent lourdement sur le coeur.

❀

# BASILIC

*Ocimum basilicum*
*(blanc)*

**Habitat et description** : Originaire d'Arabie et d'Iran, le Basilic est une plante annuelle, odorante, qui peut croître jusqu'à 50 cm de hauteur. Le Basilic, de la famille des Labiées, possède une tige consistante, de coupe carrée, avec des feuilles opposées deux à deux, chaque étage étant en croix avec le suivant. Les feuilles sont d'un vert clair brillant. Les fleurs en épis sont blanches, parfois pourpres, elles apparaissent pendant l'été. Herbe à usage alimentaire, on la rencontre, en Europe, dans les jardins. Elle s'est naturalisée dans quelques régions tropicales d'Afrique et du Pacifique.

**Histoire et tradition** : Le Basilic fut introduit en Europe au XVIe siècle comme herbe alimentaire. C'est une plante de jardin qui est cultivée en France pour ses vertus culinaires et médicinales. Le Basilic est très présent dans la tradition grecque et italienne où on lui attribue une double signification érotique et funéraire. Associé à de nombreux rites et sortilèges, le Basilic a une réputation contreversée. Associé au poison par de nombreux herboristes du moyen-âge, c'est un symbole de deuil en Crète, en Perse et en Malaisie. Culpeper, le grand herboriste anglais du XVIIe siècle, associait cette plante à la planète Mars et au signe du scorpion. Il la considérait à la fois comme un aphrodisiaque et un agent abortif.

Cependant, en Grèce et en Italie, son odeur est connue pour engendrer la sympathie et il est considéré comme un « entremetteur » qui établit le lien entre jeunes hommes et jeunes femmes (« amorino »). En Inde, le Basilic sacré (Ocymum sanctum) est vénéré pour ses qualités protectrices et il est associé à Vishnou et à Krishna.

**Usages phytothérapiques** : Le Basilic est un tonique et un purificateur utilisé pour favoriser la digestion, pour soulager les fièvres, les rhumes et les grippes. Comme beaucoup de Labiées, il possède des vertus tranquillisantes qui apaisent les spasmes et les crampes. On lui a longtemps attribué des vertus aphrodisiaques.

## ELIXIR FLORAL DE BASILIC

### *Intégration de la sexualité et de la spiritualité*

En étudiant la tradition qui se rattache à cette plante, nous constatons que le Basilic possède une nature contradictoire. « Le Basilic symbolise une transformation profonde qui est à la fois mort et naissance, poison douloureux et force de guérison. Rattaché au scorpion, il nous fait pénétrer profondément dans les mystères de la sexualité et de la spiritualité »[3].

La naissance, pour chaque être humain, est vécue comme une séparation, un arrachement à l'unité intra-utérine et à un état de cons-

3. Richard Katz et Patricia Kaminski - Member's newsletter n°14 — Flower Essence Society

cience unifié. A partir de ce moment-là, l'individu cherchera à retrouver cette expérience d'union, de ré-union. Sur terre, l'homme se sent séparé et le désir d'union qui existe en lui s'exprime par la sexualité sur le plan physique, par l'amour au niveau de l'âme, c'est à dire sur le plan de la personnalité, et dans la recherche du Soi au niveau spirituel. Cette recherche intérieure le conduit vers l'union cosmique, fusion des principes yin et yang (féminin et masculin), intégration de l'être au-delà de l'égo et de la dualité du monde.

La force vitale est canalisée dans le corps et s'exprime au travers de différents centres énergétiques appelés chakras. Ce sont des structures éthériques de l'anatomie qui établissent le lien entre l'âme et le corps physique. C'est à travers elles que la personnalité (émotions, sentiments, comportements) se manifeste sur le plan physique. Dans cette approche énergétique (ou éthérique) de l'être, le chakra localisé au niveau des organes sexuels est lié à la sexualité et aux sentiments de jalousie, d'envie, de colère... Le chakra cardiaque est corrélé à l'expression des émotions et à l'amour. Quant au chakra supérieur, situé au sommet de la tête, il est relié aux énergies spirituelles.

L'énergie sexuelle et l'énergie spirituelle sont deux facettes d'une même force évolutive présente chez l'être humain mais parfois ressentie comme deux forces antagonistes et opposées.

L'élixir floral de Basilic facilite l'intégration des désirs sexuels et émotionnels aux valeurs spirituelles. C'est un élixir de grande valeur pour ceux qui n'arrivent pas à équilibrer ces deux pôles. De par son action sur l'union des opposés, il se manifeste sur le chakra du coeur en équilibrant le chakra lié à la sexualité et le chakra supérieur.

Une mauvaise intégration de l'énergie sexuelle pourra se manifester par une sexualité exacerbée (fixations, fantasmes,..) ou au contraire par un refoulement sexuel. L'élixir de Basilic est recommandé lorsque la sexualité devient prédominante au détriment des autres valeurs ou lorsqu'elle n'arrive pas à s'exprimer.

L'élixir de Basilic s'adresse aux couples qui sont confrontés aux conflits d'origine sexuelle et émotionnelle. Il permet au couple de comprendre l'origine de ces conflits. Sa qualité transformative se manifestera d'autant plus si les deux partenaires l'utilisent en même temps.

L'élixir floral de Basilic s'adresse à ceux qui veulent intégrer sexualité et spiritualité dans leurs relations et dans leur mode de vie, particulièrement lorsque ces deux forces sont perçues comme opposées.

*Transformation* et *intégration* sont les qualités majeures de cet élixir qui engendre un sens plus profond du Soi spirituel au sein de toute relation.

# BLACK-EYED-SUSAN

*Rudbeckia Hirta*
*(jaune / noir)*

**Habitat et description** : Originaire des régions occidentales d'Amérique du Nord, le Black-Eyed -Susan pousse à l'état sauvage à l'est des Etats-Unis. De la famille des Composées, comme le Tournesol et l'Arnica, le Black-Eyed-Susan est une plante annuelle ou bisannuelle, à port ramifié, haute de 30 à 60 cm. Les feuilles sont couvertes de petits poils fins et serrés. Les fleurs en capitules, ressemblant aux fleurs de Marguerite, sont de couleur jaune vif ou orangé, allongées, disposées en rayons (comme des pétales). Au centre sont regroupées des petites fleurs de couleur violet-noir qui donnent à la plante son apparence si caractéristique. Le Black-Eyed-Susan se cultive dans nos jardins, sur un sol sec, bien drainé et ensoleillé.

**Histoire et tradition** : Le nom anglais de Rudbeckia hirta : Black-Eyed-Susan, signifie « Suzanne au regard noir ». Ce nom a été attribué à cette fleur en raison de son centre noir. La tradition populaire américaine nous dit que le centre de la fleur, protubérant et de couleur noir, ressemble à un furoncle.

**Usages phytothérapiques** : Aux Etats-Unis, le Black-Eyed-Susan fut longtemps utilisé pour traiter les furoncles. Reconnu pour augmenter l'immunité, le Black-Eyed-Susan protégeait les indiens d'Amérique du Nord contre les morsures de serpent.

## ELIXIR FLORAL DE BLACK-EYED-SUSAN

*Eveil aux aspects refoulés du soi*

L'Elixir Floral de Black-Eyed-Susan agit dans la dimension mentale et émotionnelle, son centre noir ressemble aux ténèbres intérieures que l'âme expérimente parfois. L'élixir floral de Black-Eyed-Susan aide à pénétrer le coeur de ces ténèbres, en toute conscience, afin de transformer nos émotions. L'élixir de Black-Eyed-Susan permet donc une intégration du niveau mental et émotionnel car il apporte à la lumière de la conscience ce qui se cachait dans l'obscurité de l'inconscient.

L'élixir de Black-Eyed-Susan est conseillé à ceux qui craignent de regarder au plus profond d'eux-mêmes. Il s'adresse à ceux qui refusent de se pencher sur leurs émotions, à ceux qui ne veulent pas affronter leurs problèmes.

Telles un « furoncle » dans l'âme, les émotions puissantes qui restent enfouies sous la surface de la conscience infestent et polluent la psyché (émotions de colère par exemple). En pénétrant ces émotions profondes, l'élixir floral de Black-Eyed-Susan permet l'élimination de ces toxines émotionnelles.

L'élixir floral de Black-Eyed-Susan est un excellent catalyseur qui invite la personne à une prise de conscience intérieure et qui apporte le courage nécessaire à cette auto-confrontation stimulante. Il peut accélérer l'apparition de nouveaux niveaux de conscience. Il peut prodiguer une aide considérable à la sphère de l'âme en dissipant les inerties qui font obstacle à la transformation intérieure.

Cet élixir permet la compréhension des émotions cachées et des aspects refoulés du « soi », spécialement lorsque le mental censure ou se dissocie de certains aspects de la personnalité.

Bien que l'on puisse l'utiliser seul, il est souvent recommandé de combiner l'élixir de Black-Eyed-Susan avec un élixir d'harmonisation car il peut engendrer des prises de conscience très intenses. Richard Katz recommande de l'employer en combinaison avec l'élixir floral de Brunelle qui apporte ses qualités de confiance et d'acceptation de soi.

Par une véritable prise de conscience de toutes les facettes de l'ego l'âme s'éveille à la lumière de l'Esprit, tel est le message essentiel du Black-Eyed-Susan.

# BOURRACHE

*Borago Officinalis*
*(bleu)*

**Habitat et description** : Plante annuelle originaire d'Orient, de la famille des Borraginacées, la Bourrache s'est naturalisée dans le bassin méditerranéen. Elle forme de grosses touffes velues dont les fleurs bleues, parfois roses, en forme d'étoiles, apparaissent en été. Les étamines, au centre de la fleur, sont rapprochées et forment un cône pointu. Elle peut atteindre 60 cm de hauteur et ses feuilles ovales sont poilues sur les deux faces. Cultivée dans les jardins, elle retourne facilement à l'état sauvage dans les terrains incultes, au bord des chemins ou dans les ruines.

**Histoire et tradition** : D'après les croyances populaires gréco-latines, la Bourrache était censée éloigner la tristesse et l'hypocondrie. Pline lui donne la vertu d'apporter joie et gaieté et Macer Floridus (De Viribus Herbarum) assure qu'une décoction de cette plante, répandue dans la salle, égaie les convives. Au XVIIe siècle, John Evelyn écrivait que la Bourrache « avait la vertu bien connue de ragaillardir les hypocondriaques et de remonter le moral des étudiants assidus. Autrefois utilisées dans la préparation de nombreuses boissons alcoolisées, les fleurs servent encore à parfumer les coupes de vins de l'été tandis que les jeunes feuilles, au goût de concombre, sont utilisées dans les marinades et les conserves au vinaigre. Une consommation excessive est néanmoins à éviter.

**Usages phytothérapiques** : La Bourrache, dont les fleurs sont riches en silice, possède une action anti-inflammatoire et émolliente. En tisane on l'utilise pour traiter les rhumatismes, les infections des voies respiratoires. Elle fait baisser la fièvre, calme les irritations nerveuses et stimule la production de lait chez les femmes qui allaitent.

## ELIXIR FLORAL DE BOURRACHE

*Courage*

Les botanistes sont partagés sur l'origine du nom de la Bourrache. Certains estiment que le mot latin Borago est une altération de Corago, qui signifie « j'apporte le courage ». D'autres considèrent que Borago provient du mot Burra, signifiant laine grossière (bourre), poils raides. Ces deux étymologies nous renseignent sur la nature de la Bourrache : Corago décrit la nature qualitative de la plante tandis que Borago fait allusion à son aspect extérieur.

En harmonie avec la tradition, l'élixir floral de Bourrache est recommandé à ceux qui sont attristés et découragés. Apportant le courage et éloignant le chagrin, la qualité de l'élixir de Bourrache se manifeste par une confiance calme et tranquille face aux épreuves et au danger. Cet élixir est recommandé à ceux qui se sentent accablés par les événements difficiles de la vie. Durant ces moments là, une lourdeur, un poids au niveau du coeur et de la poitrine peuvent être ressentis. L'élixir de Bourrache harmonise et renforce le centre cardiaque.

La signature de la plante est intéressante. Les fleurs sont penchées vers le sol, offrant une image de lourdeur et de tristesse, tandis que de leur couleur d'un bleu profond jaillit une qualité intérieure d'élévation et de courage. L'élixir de Bourrache illumine le coeur de ceux qui sont envahis par la tristesse et le chagrin.

Au coeur des épreuves et des difficultés, la Bourrache nous apporte son message de *courage*, de *confiance* et d'*enthousiasme en la vie.*

# BOUTON D'OR

*Ranunculus acris*
*(jaune)*

**Habitat et description** : Le Bouton d'Or est une Renonculacée que l'on rencontre dans les prairies un peu humides, les pâturages. La fleur est de couleur jaune à cinq pétales et cinq sépales. Il en existe de nombreuses variétés, se caractérisant, toutes, par une corolle en forme de coupe d'un jaune vif. Abondant en Europe et en Asie, le Bouton d'Or , d'une hauteur de 30 à 90 cm, fleurit de mai à septembre. Son goût acre lui a donné son nom latin.

**Histoire et tradition** : De nombreuses légendes populaires sont rattachées au Bouton d'Or : l'une d'elles nous dit que le reflet d'un Bouton d'Or tenu en-dessous du menton est signe d'un avenir prospère !

**Usages phytothérapiques** : Comme un grand nombre de renonculacées, le Bouton d'Or est une plante toxique qui contient un alcaloïde puissant : la protanémonine. Elle n'est pas utilisée en phytothérapie.

## ELIXIR FLORAL DE BOUTON D'OR

*Estime de soi*

Quel merveilleux message de beauté et de simplicité nous transmet le Bouton d'Or ! C'est une fleur d'apparence toute simple, presque anodine et qui pourtant nous réjouit au printemps par l'intensité de son rayonnement et par son assurance calme et paisible.

L'élixir floral de Bouton d'Or s'adresse à ceux qui ont tendance à se mésestimer, à sous-évaluer leur façon d'être. Le rayonnement doux et bienveillant qui émane du Bouton d'Or est là pour nous rappeler que la beauté se rencontre dans la simplicité. Cet élixir nous aide à prendre conscience que nos capacités n'ont pas besoin d'être grandioses pour être de valeur. Comme le petit Bouton d'Or qui inonde le sol de son rayonnement intense et qui participe considérablement à la spiritualisation de la terre, les petites tâches de la vie, en apparence anodines, telles que les soins maternels, le jardinage, revêtent en fait une très grande importance.

C'est un élixir pour ceux qui doutent d'eux-mêmes, qui ne savent pas s'apprécier à leur juste valeur. Ce sont des individus souvent timides, en retrait, renfermés sur eux-mêmes, qui émettent souvent des paroles telles que : « je ne fais rien de valable », « je ne compte pas ». Cet élixir ouvre l'individu sur le monde extérieur en l'autorisant à partager ses qualités propres avec les autres.

A ceux qui par hésitation, effacement ou manque d'appréciation se dévaluent constamment, l'élixir floral de Bouton d'Or apporte *confiance, estime de soi* et *ouverture*. Le Bouton d'Or nous rappelle que chaque être humain est unique. Il favorise l'expression de notre spécificité et nous aide à comprendre que le véritable rayonnement de l'âme s'effectue dans l'humilité et la simplicité.

Les élixirs floraux de Mélèze, de Brunelle et de Bouton d'Or apportent la confiance en soi. Néanmoins leur champ d'application est différent : le Mélèze s'adresse à la peur de l'échec ou la peur du ridicule qui conduit à l'auto-censure et à la suppression de l'impulsion créatrice. Plus universel, l'élixir de Brunelle favorise la confiance en soi en développant la capacité intérieure de guérison et de transformation. Le Bouton d'Or est plus pour l'individu timide et réservé qui considère avec une extrême modestie sa valeur propre et ses contributions à autrui.

# BRUNELLE

*Prunella vulgaris*
*(violet)*

**Habitat et description** : La Brunelle est une plante des prairies de la famille des Labiées. Elle pousse en Asie, en Europe et en Afrique. On la trouve aussi bien en plaine qu'en montagne sur les sols humides, bien drainés et ensoleillés. Elle a été introduite en Amérique et en Australie. Ne dépassant pas 30 cm de hauteur, c'est une plante vivace, toute droite, qui se couronne d'épis de jolies fleurs violettes de mai à octobre. Les feuilles entières ou dentelées sont de couleur vert-clair, ovales et opposées.

**Histoire et tradition** : Au XVIe siècle, sous l'impulsion de Paracelse et de sa doctrine des signatures, on associa la forme de sa fleur à celle de la gorge et elle fut introduite dans le soin des maladies de la gorge. Il est intéressant de noter que certains étymologistes pensent que son nom dérive du mot allemand « Braüne », qui signifie « angine ».

**Usages phytothérapiques** : On l'utilise pour soigner les blessures et arrêter les saignements, ainsi qu'en bains de bouche et en gargarismes pour calmer les irritations de la gorge.

## ELIXIR FLORAL DE BRUNELLE

*Force intérieure de guérison*

L'élixir floral de Brunelle nous aide à être pleinement conscient de notre capacité intérieure de guérison. Au-delà d'une technique particulière et d'une thérapeutique spécifique, il est nécessaire de développer une attitude de confiance en soi et d'acceptation d'une transformation intérieure pour que la guérison se manifeste : cette attitude favorise l'émergence des forces d'auto-guérison du corps et du mental (l'effet placebo en est une manifestation). L'élixir floral de Brunelle développe cette attitude et cette capacité qui existe en nous à l'état latent.

L'élixir floral de Brunelle apporte ses qualités de *confiance* et d'*acceptation* qui permettent à l'individu de trouver la motivation intérieure l'amenant vers le « bien-être ». Il développe la force intérieure nécessaire au processus de guérison et responsabilise l'individu qui se trouve confronté à la maladie.

L'élixir floral de Brunelle nous aide à accepter pleinement ce que nous sommes et toutes les transformations par lesquelles nous passons, lorsque nous tentons, souvent péniblement, de nous détacher de nos souffrances. C'est un catalyseur de guérison et de transformation. On l'utilise généralement avec d'autres élixirs floraux ou avec d'autres thérapeutiques.

L'élixir floral de Brunelle est également recommandé à ceux qui essayent de nombreuses thérapies, sans résultats, ou qui sont toujours en quête du « remède miracle ».

En application externe, la Brunelle est un élixir floral de grande valeur. En le mélangeant aux crèmes, pommades ou aux huiles de massage, il agit directement sur le corps énergétique (éthérique). Catalyseur de guérison, utilisé seul ou en combinaison avec d'autres élixirs floraux, il est bénéfique pour ses vertus régénératrices.

Gurudas mentionne également l'influence importante de cet élixir floral sur le corps éthérique qu'il fortifie. Selon lui, il favorise l'assimilation des substances nutritives par l'organisme et il le conseille pendant les périodes de jeûne car il soutient l'individu et facilite l'assimilation des substances minérales.

❀

# BUIS

*Buxus sempervirens*
*(jaune / vert)*

**Habitat et description** : Originaire d'Europe, d'Afrique septentrionale et d'Asie occidentale, le Buis est un arbuste très touffu, de la famille des Buxacées, toujours vert, pouvant dépasser 10 mètres de hauteur. De croissance lente, il aime les sols calcaires, les coteaux, les bois et les montagnes bien exposées au soleil. Ses feuilles persistantes, opposées, ovales et à bord entier, sont petites, rigides et brillantes. Les fleurs, sans pétales, se forment en faisceaux d'aisselles qui renferment, au milieu, la fleur mâle entourée de quelques fleurs femelles. Longues d'environ 2 cm, de couleur vert jaunâtre, elles apparaissent en grand nombre au début du printemps.

**Histoire et tradition** : Fort connu de tous, le Buis est réputé depuis l'Antiquité à la fois comme plante ornementale, pour son beau feuillage persistant, et pour son bois dur, à grain très fin, teinté de jaune citron, utilisé pour la gravure et la fabrication d'instruments de musique. En culture, il accompagne l'humanité depuis très longtemps. Symbole de l'immortalité chez les Grecs et les Romains, il est associé à la fête des Rameaux qui commémore l'accueil fait au Christ à Jérusalem, huit jours avant Pâques. En France, il est cultivé et on le suspend pour ses vertus protectrices. Avec lui, « le diable s'enfuit au champ du coq ». Ses propriétés médicinales furent reconnues dès le XIIe siècle par Hildegarde de Bingen. A partir du XVIe siècle, il fut très employé dans les jardins européens où, taillé, il servait à la réalisation des haies et des labyrinthes.

**Usages phytothérapiques** : Les feuilles du Buis contiennent des alcaloïdes (le buxin), des tanins et des essences naturelles. Utilisé autrefois comme un substitut à la quinine, il possède une action antipyrétique. Toxique, il n'est plus employé. Son huile essentielle, extraite du bois, était utilisée pour traiter l'épilepsie, les hémorroïdes et les maux de dents.

## ELIXIR FLORAL DE BUIS

*Expression de l'individualité*

Le Buis est un arbuste très robuste qui exprime une très grande force intérieure. C'est une plante très ancienne dont les premiers exemplaires fossiles connus datent du Pliocène. Souvent utilisé par l'homme pour ses qualités ornementales, il fut taillé, sculpté et modelé. Néanmoins, il conserve sa vitalité, sa force et son individualité malgré les pressions et les contraintes extérieures.

Même lorsqu'il a perdu sa forme originelle il se reconnaît aisément et conserve son intégrité.

L'élixir floral de Buis apporte force, courage et ténacité à ceux qui sont confrontés aux épreuves ou à l'adversité. Il aide à se détacher de la domination des autres et favorise l'épanouissement de l'âme, libérée de toute influence extérieure.

L'élixir floral de Buis est recommandé aux individus qui manquent de volonté, qui sont timides, souvent faibles et qui se laissent dominer par leurs proches. Ce sont des personnes qui répriment leurs émotions, étant incapables d'exprimer pleinement leurs sentiments au sein d'une relation.

L'élixir floral de Buis s'adresse aux personnes (hommes ou femmes), qui dans une relation de couple sont dominées par leur conjoint. Dans le but de satisfaire leur partenaire, elles abandonnent progressivement leur individualité et deviennent malheureuses, sujettes à la dépression. C'est un excellent élixir conseillé aux femmes soumises à leur mari (domination sexuelle).

L'élixir floral de Buis est également recommandé aux personnes qui, de par leur environnement social, culturel ou familial, n'ont pas su développer leur propre individualité.

L'élixir floral de Buis apprend à se libérer de l'influence d'autrui et aide l'individu à réaliser sa propre destinée. Dans son message spirituel, il apporte le courage et la foi nécessaire à la réalisation du Soi.

❁

# CALENDULA

*Calendula officinalis*
*(orange)*

**Habitat et description** : Originaire du bassin méditerranéen, le Calendula, communément appelé Souci, est désormais présent dans le monde entier. Plante annuelle ou vivace, de la famille des Composées, aux tiges érigées de 30 à 90 cm de hauteur, le Calendula s'adapte n'importe où mais ne se rencontre pas à l'état sauvage. Ses fleurs en capitules, jaune orangé, apparaissent de juin à octobre.

**Histoire et tradition** : Souvent confondu avec le Pissenlit au moyen-âge, le Calendula est reconnu pour ses vertus thérapeutiques par Hildegarde de Bingen ainsi que par Albert le Grand qui mentionne son emploi contre les morsures de serpents et contre les problèmes de foie et de rate.

**Usages phytothérapiques** : Les fleurs du Calendula possèdent de remarquables propriétés médicinales. Son huile est cicatrisante, elle calme les irritations cutanées et apaise la douleur. Utilisée de façon interne, son infusion soigne les fièvres, les ulcères, les crampes et les maladies de peau éruptives. Le Souci est un remède digestif efficace qui stimule le flux biliaire. C'est un remède homéopathique très utilisé notamment en application externe dans le traitement des plaies, en particulier celles qui s'enflamment et qui suppurent. Les infusions de Calendula apaisent les règles douloureuses et provoquent les règles en retard. Elles sont formellement déconseillées pendant la grossesse.

## ELIXIR FLORAL DE CALENDULA

*Réceptivité, cordialité*

Les qualités de l'élixir floral de Calendula sont la cordialité et la sensibilité dans la communication et l'échange.

L'élixir floral de Calendula est recommandé à ceux qui écoutent superficiellement. Il développe la réceptivité au niveau de l'écoute et permet de comprendre, au-delà des mots, le sens réel du message des autres. Il facilite l'ouverture sociale par la communication verbale.

De nos jours, la communication verbale est de plus en plus remplacée par la communication informatique et électronique qui tisse sa toile tout autour de la planète. L'échange verbal reste néanmoins le moyen d'expression le plus approprié aux relations interpersonnelles car il est porteur de la personnalité de l'individu. L'élixir floral de Calendula est recommandé en milieu professionnel ainsi que dans tous les environnements où la parole posée et réfléchie est importante.

L'élixir floral de Calendula est conseillé aux individus qui sont souvent « blessants » dans leur langage, qui injurient facilement les autres ou qui ont une tendance à l'argumentation permanente. Le Calendula ouvre la conscience au pouvoir de guérison que possèdent les mots.

Utilisé de façon externe, mélangé à une huile de massage par exemple, l'élixir floral de Calendula développe l'écoute et la communication entre deux personnes.

L'élixir floral de Calendula apporte *chaleur, cordialité, réceptivité, sensibilité* et *douceur* dans toute communication.

# CAMOMILLE

*Matricaria Recutita*

*(blanc / jaune)*

**Habitat et description** : Herbacée annuelle, la Camomille commune est une plante aromatique, de la famille des Composées, très utilisée de nos jours. Surnommée « Camomille Allemande, Matricaire, Oeil-du soleil » et très répandue en France, c'est une plante des moissons, des bords de chemins et des terrains vagues. Elle peut atteindre 50 cm de hauteur. La tige, glabre et dressée, est très ramifiée. Les feuilles sont découpées en fines lanières, plates au dessus. Les fleurs blanches, rayées, avec un disque jaune au centre, apparaissent de juin à octobre. L'odeur aromatique de la Camomille est très pénétrante.

**Histoire et tradition** : La Camomille fut remarquée dès l'Antiquité pour son parfum très particulier. Dioscoride en découvrit les vertus thérapeutiques. Le mot camomille provient du grec « khamaimêlon » qui signifie « pomme à terre », à cause de l'odeur et de la forme ronde des capitules.

**Usages phytothérapiques** : La Camomille, préparée en infusion, a une action apaisante, anti-inflammatoire, antiseptique et antispasmodique. On l'utilise pour combattre l'insomnie, soulager les maux d'estomac et les troubles digestifs et apporter le calme.

## ELIXIR FLORAL DE CAMOMILLE

*Sérénité, tranquillité*

Les qualités de l'élixir floral de Camomille s'apparentent à celles de la plante utilisée en phytothérapie et en homéopathie.

Son action, bien définie, s'effectue au niveau émotionnel et au niveau physique. Les qualités de cet élixir floral sont l'*objectivité* et le *calme émotionnel.* Il favorise le relâchement des tensions émotionnelles ressenties principalement dans l'estomac.

L'élixir floral de Camomille s'adresse aux personnes qui se mettent en colère facilement, qui ont des difficultés à se reposer, qui souffrent d'insomnie. Il permet d'« évacuer » les soucis de la journée et, sur le plan physique, il favorise la digestion.

C'est un excellent élixir floral pour les enfants. L'enfant qui a besoin de ce remède est souvent hyperactif ou hypersensible. L'élixir de Camomille est une source d'équilibre pour les enfants enclins aux sautes d'humeur et aux réactions extrêmes sur le plan émotionnel. En combinaison avec l'élixir d'Aneth il est recommandé aux enfants confrontés à un excès de stimulations sensorielles. C'est ainsi que son efficacité a été reconnue lors de voyages ou de situations nouvelles.

L'élixir floral préparé à partir de la Camomille Romaine (Chamaemelum Nobilis) et de l'espèce Anthemis Cotula a des propriétés identiques à celui préparé à partir de la Camomille Allemande.

# CAPUCINE

*Tropaeolum Majus*
*(orange)*

**Habitat et description** : Cette plante originaire des jungles tropicales d'Amérique du Sud, aujourd'hui très répandue dans nos jardins, fut introduite en Europe au XVIIe siècle. La Capucine est une plante vivace, de la famille des Tropaeolacées, à la croissance rapide avec une tige grimpante et des feuilles en forme de bouclier d'un vert vif luisant. Ses fleurs, campanulées et éperonnées, de différentes couleurs, habituellement jaune vif, orange ou rouge, s'épanouissent de Juin à Octobre.

**Histoire et tradition** : Les feuilles et les fleurs ont une forte saveur poivrée et peuvent se manger en salade. Les fruits verts se conservent dans le vinaigre, comme les câpres.

**Usages phytothérapiques** : La Capucine est utilisée pour son action antibactérienne et antifongique. On l'emploie pour soigner les infections des systèmes respiratoire, urinaire et génital. Les graines ont une action purgative. En application externe, la Capucine revitalise la chevelure. La Capucine a également la réputation de contribuer à la formation des globules rouges.

## ELIXIR FLORAL DE CAPUCINE

*Vitalité*

On dit que, durant les chaudes journées d'été, des étincelles sortent du coeur de la fleur, résultat de sa forte teneur en acide phosphorique ! Comme le suggèrent ses couleurs vives, la qualité essentielle de l'élixir de Capucine est la vitalité.

Conseillé aux tempéraments « trop intellectuels », l'élixir floral de Capucine permet de garder « les pieds sur terre ». Il s'adresse à ceux qui accordent une prédominance excessive à leur cerveau gauche (analytique) au détriment des émotions et du corps physique. En reéquilibrant l'intellect avec les émotions et le corps physique, il restaure la vitalité dans l'organisme.

L'élixir floral de Capucine s'utilise également lors des « passages à vide » temporaires lorsqu'un regain d'énergie est nécessaire : Lors d'un excès de travail (préparation aux examens pour les étudiants), d'une perturbation sur le plan physique (état pré-grippal, refroidissement...), ou lors d'une perte de contact avec le corps physique.

De façon plus spécifique, l'élixir floral de Capucine peut s'employer dans les états psychologiques suivants : léthargie, étroitesse d'esprit, états obsessionnels. Il renforce le système nerveux, spécialement quand les yeux sont affaiblis. Il augmente la sensibilité aux couleurs et peut donc être utilisé en chromothérapie.

L'élixir floral de Capucine est un catalyseur d'énergie qui réveille et stimule notre énergie vitale. Il nous aide à prendre conscience de notre énergie physique en la reéquilibrant et en la reconnectant à nos énergies mentales et spirituelles.

La Capucine nous apporte ainsi le courage nécessaire à la réalisation de notre travail.

# CAYENNE

*Capsicum annuum*
*(blanc)*

**Habitat et description** : Connu aussi sous le nom de poivre rouge, le Cayenne est une Solanée, originaire des régions tropicales de l'Amérique méridionale. On le trouve désormais naturalisé dans toutes les régions tropicales de la planète. Dans les climats tempérés, on le cultive maintenant comme plante annuelle. Il porte également le nom botanique : « Capsicum frutescens ». Ses fleurs, de couleur blanchâtres, apparaissent en été avant de se transformer en fruits dressés ou retombants.

**Histoire et tradition** : Le Cayenne fut ramené du Nouveau Monde par Christophe Colomb en 1499. De nos jours, on distingue le piment-légume (poivron) et le piment-aromate (paprika). Sa culture, d'abord limitée au bassin méditerranéen, s'est étendue à toute l'Europe aux XVIIIe et XIXe siècles.

**Usages phytothérapiques** : Le fruit du Cayenne est un stimulant qui agit sur la circulation et qui favorise l'élimination en cas de rhumes, maux de gorge et refroidissements. Antibactérien et riche en vitamine C, Il fait transpirer et il soutient le système de défense de l'organisme.

## ELIXIR FLORAL DE CAYENNE

*Eveil et transformation*

Le Cayenne fait partie de la famille des Solanées qui englobe des plantes médicinales à forte action, mais aussi un grand nombre de plantes toxiques. Les Solanées sont des plantes de grande vitalité qui sont très sensibles aux influences cosmiques du domaine astral et qui souvent, par leur « refus » des forces terrestres (minéral), vont développer un organisme fortement imprégné d'astralité cosmique. Dans le Cayenne les forces d'astralisation influencent les forces éthériques formatrices à l'aide de l'air et du feu (les fruits sont gonflés, plein d'air et pimentés). Pour cette raison, on trouve dans cette plante la capsaïcine, substance azotée, brûlante, qui enflamme énergiquement le métabolisme. Le Cayenne en élixir floral va enflammer les forces de la volonté et apporter motivation et enthousiasme. « Le Cayenne est semblable à une flamme lumineuse, toujours changeante, que nous pouvons utiliser pour enflammer la volonté, afin que nous puissions continuer de marcher sur les traces de notre destinée » (R. Katz - P. Kaminski).

L'élixir floral de Cayenne est en effet un catalyseur puissant utilisé pour *mobiliser la volonté, surmonter l'inertie, l'indécision et l'immobilisation.* C'est un excellent stimulant qui déclenche un processus dynamique de transformation chez les individus flegmatiques ou dans des situations « bloquées ».

Il s'utilise lorsque l'individu manifeste une certaine résistance à l'action ou lorsqu'il hésite à opérer le changement pour lequel il a déjà opté.

L'élixir floral de Cayenne est conseillé aux personnes lentes, difficiles à faire bouger, celles qui ont tendance à « tourner autour du pot », à vouloir toujours « remettre les affaires à plus tard ». Il est particulièrement bénéfique également de l'adjoindre à d'autres élixirs floraux lorsqu'une certaine résistance à l'action de ces élixirs se manifeste.

Par sa capacité d'action, l'élixir de Cayenne s'adresse aux personnes qui se trouvent dans une impasse ou qui se sentent immobilisées lorsqu'elles veulent opérer une transformation.

L'élixir de Belle de Jour est aussi corrélé à l'aspect d'immobilisation qui se manifeste lorsque l'énergie vitale est erratique et déséquilibrée à cause d'états compulsifs et d'habitudes très enracinées. La Belle de Jour et le Cayenne sont donc utilisés pour les déséquilibres de l'énergie vitale : le Cayenne fait circuler les énergies bloquées ou stagnantes, tandis que la Belle de Jour régénère l'énergie vitale, perturbée par des habitudes nocives ou par une vie « en dents de scie ».

# CITRONNIER

*Citrus limonum*
*(blanc / rose)*

**Habitat et description** : Originaire du sud-est asiatique, le citronnier, tout comme l'oranger, est un petit arbre très épineux de la famille des Rutacées. Arbuste au feuillage persistant, au tronc droit et très ramifié, le Citronnier apprécie la chaleur et s'est naturalisé sur le pourtour méditerranéen. Les fleurs blanches, très parfumées, s'épanouissent surtout au printemps et donnent un fruit au goût acide, le citron. On le cultive en France, dans les régions les plus chaudes du littoral méditerranéen. Prolifique, un seul arbre peut produire jusqu'à 200 fruits dans l'année.

**Histoire et tradition** : Le citronnier est arrivé en Europe au XIVe siècle. En Inde, une légende nous apprend que le citron est un symbole d'amertume.

**Usages phytothérapiques** : Riche en acide ascorbique (vitamine C) et en acide citrique, le jus de citron possède une action rafraîchissante, tonique et vivifiante. Le citron est utilisé pour la prévention du scorbut, pour prévenir les refroidissements, les affections rhumatismales, les maux de gorge, les palpitations et la jaunisse.

## ELIXIR FLORAL DE CITRONNIER

*Régénération, clarté mentale*

Les fleurs du Citronnier embaument le paysage environnant. Elles dégagent une odeur intense, suave et étourdissante, expression d'une forte pénétration dans le végétal des forces astrales. L'élixir floral de citronnier est porteur de la force, du dynamisme et de la vitalité contenues dans cet arbre fier et austère, doté d'une étonnante fécondité.

L'élixir floral de Citronnier est conseillé aux personnes réservées qui se laissent aller, qui ont peu d'énergie, qui sont envahies par l'amertume et qui ont besoin de réconfort.

C'est un élixir qui éclaircit le mental en repoussant les interférences émotionnelles et en coordonnant les pensées. Il stimule l'intellect, clarifie le mental et favorise le raisonnement analytique. C'est un élixir recommandé à tous ceux qui sont impliqués dans des études et dans tout processus d'apprentissage intellectuel. Les étudiants en période d'examen bénéficieront de cet élixir floral.

A l'image du fruit qui rafraîchit et réconforte, l'élixir floral de Citronnier apporte son action tonique et vivifiante. Sur le plan physique, il élimine les tensions en recentrant l'individu. Il revigore et raffermit l'organisme entier.

# COEUR DE MARIE

*Dicentra spectabilis*
*(rose)*

**Habitat et description** : Il existe une quinzaine d'espèces de Dicentra, toutes originaires d'Asie et d'Amérique du Nord. L'espèce Dicentra spectabilis se rencontre en Asie (Japon), tandis que le Dicentra formosa se développe à l'état sauvage dans les forêts de conifères de l'ouest américain, sur les sols riches en humus et partiellement ombragés. C'est une plante vivace, pouvant atteindre 40 cm de hauteur, avec des feuilles irrégulièrement dentées, souvent divisées en trois et croissant sur de longues tiges. Les fleurs roses, en forme de coeur allongé, forment des grappes colorées à l'extrémité de tiges sans feuilles et apparaissent de juin à juillet. Le Coeur de Marie se rencontre de plus en plus fréquemment dans les jardins européens.

**Histoire et tradition** : Le nom commun américain du Dicentra formosa est « Bleeding Heart », ce qui signifie littéralement « Coeur qui saigne ». En français, on l'appelle « Coeur de Marie » car sa fleur ressemble fortement à un petit coeur, fendu en son milieu.

**Usages phytothérapiques** : Certains herboristes américains attribuent des vertus toniques et diurétiques aux racines du Coeur de Marie.

## ELIXIR FLORAL DE COEUR DE MARIE

*Equilibre émotionnel*

Le Coeur de Marie est une plante dont les fleurs, en forme de coeur, manifestent une « signature » évidente. En effet l'élixir floral de Coeur de Marie est indiqué pour harmoniser les « affaires de coeur », en particulier celles en relation avec les peines émotionnelles de l'attachement.

L'élixir floral de Coeur de Marie s'adresse à ceux qui vivent une expérience douloureuse de séparation avec un être cher envers qui ils étaient très liés émotionnellement. Il apporte lucidité et détachement à ceux qui s'identifient trop ou qui sont trop possessifs avec l'être aimé. Cet élixir est indiqué dans le cas de situations amoureuses rompues et aussi lors de la perte d'un être cher (mort, séparation).

L'élixir floral de Coeur de Marie a un impact très important sur le centre cardiaque. Il peut aider l'émergence d'émotions très intenses qui ont « pesé » sur le coeur. Dans le cas d'affaires de « coeur brisé » non résolues intérieurement, il permet le recouvrement d'émotions et de sentiments profonds et apporte ainsi *paix, harmonie* et *détachement.*

L'élixir de Coeur de Marie s'utilise avec succès pour des relations en cours, lorsqu'un attachement trop contraignant se manifeste. Au sein d'un couple, il est recommandé lorsque l'une des personnes est émotionnellement trop dépendante de l'affection et de l'attention de l'autre. Souvent cet dépendance émotionnelle excessive oblige le partenaire à prendre de la distance car il a le sentiment d'un manque de liberté.

En relâchant les attachements émotionnels, l'élixir floral de Coeur de Marie nous fait découvrir que le véritable amour est un amour sans condition.

Les élixirs floraux de Coeur de Marie et d'Aubépine sont utilisés pour les situations de séparation, de rupture et de perte d'un être cher. Tous deux soulagent le coeur mais alors que le Coeur de Marie ouvre le coeur à la capacité d'aimer sans attachements émotionnels, l'Aubépine possède en outre une qualité purificatrice plus prononcée.

Le Coeur de Marie et la Chicorée sont liés à « l'amour interpersonnel ». Alors que la Chicorée s'adresse à l'individu très possessif, qui s'apitoie facilement et qui attend toujours des autres, le Coeur de Marie est plutôt pour celui qui vit dans l'« espace émotionnel » d'un autre et qui a besoin d'équilibrer son centre cardiaque.

Le Coeur de Marie et la Bourrache sont, tous les deux, liés aux chagrins et sont souvent utilisés ensemble. L'élixir de Bourrache est plus spécifiquement indiqué pour les états de découragement.

# COGNASSIER

*Cydonia oblonga*
*(blanc / rose)*

**Habitat et description** : Originaire du sud-ouest de l'Asie, le Cognassier est un arbre fruitier souvent cultivé, de la famille des Rosacées. On le rencontre sur les sols frais et profonds dans les régions à hiver doux. Il pousse parfois à l'état sauvage sur les pentes ensoleillées, aux orées de bois et dans les taillis. Les fleurs, isolées, à cinq pétales et de couleur rose, apparaissent à l'extrémité de rameaux latéraux en mai et en juin. Elles sont harmonieuses, équilibrées et se transforment en fruits dorés, gonflés de suc.

**Histoire et tradition** : Le Cognassier est cultivé pour ses fruits, que les Anciens appelaient « les Pommes d'Or », depuis l'antiquité. S'agit-il des pommes des Hespérides ornant les hauts reliefs du Temple de Zeus à Olympie et ressemblant énormément à nos coings ? Plutarque nous apprend que les nouvelles mariées devaient manger un coing avant de monter sur le lit nuptial. Le coing, consacré à Vénus, était considéré comme un gage d'amour. De l'antiquité jusqu'au XVIIe siècle, le coing fut réputé pour ses qualités nutritives et médicinales.

**Usages phytothérapiques** : Le Cognassier est rarement utilisé pour ses vertus astringentes et adoucissantes.

## ELIXIR FLORAL DE COGNASSIER

*Equilibre de la féminité*

L'élixir floral de cognassier s'obtient à partir de l'espèce Cydonia oblonga ou de l'espèce Chaenomeles speciosa.

La fleur de Cognassier, douce et lumineuse, exprime la féminité équilibrée. L'élixir floral de Cognassier développe la force et l'aspect positif de l'amour. Il favorise *l'épanouissement équilibré des qualités féminines*, de l'aspect « Yin » de la personnalité.

Il est particulièrement recommandé aux femmes qui doivent équilibrer leur vie active (professionnelle et relationnelle) et leur vie familiale (éducation et soins des enfants). Un équilibre réussi des valeurs féminines favorise à la fois l'expression de l'amour maternel dans le contexte familial et de la force bienveillante dans les rapports avec le monde. C'est un élixir conseillé aux femmes qui éduquent seules leurs enfants et, de façon plus générale, à celles qui doivent apprendre à concilier harmonieusement rigueur et douceur, fermeté et tendresse, discipline et liberté d'action.

L'élixir floral de Cognassier développe l'aspect féminin de la psyché et il est également recommandé aux individus qui sont confrontés à des conflits de « pouvoir » ou qui ont tendance à « s'endurcir » de façon inconsidérée.

# CONSOUDE

*Symphytum officinale*

*(rose / violet)*

**Habitat et description** : Herbe vivace, originaire d'Europe et d'Asie, la Consoude est une Borraginacée qui s'épanouit sur des terrains riches et humides, à proximité des cours d'eau, dans les zones marécageuses et dans les prairies. Sa tige très rameuse supporte des feuilles poilues et élancées. Les fleurs rose-violettes apparaissent en grappes de mai à septembre.

**Histoire et tradition** : Le nom « Symphitum » provient du grec symphuô, « je réunis ». Depuis l'antiquité, la Consoude est utilisée pour consolider, pour ressouder les os brisés, pour refermer les plaies. Au XXe siècle, on découvrit qu'elle contenait de l'allantoine, substance cicatrisante.

**Usages phytothérapiques** : Les vertus médicinales de la Consoude sont connues depuis très longtemps car son pouvoir de guérison est important. On utilise les racines aussi bien que les feuilles pour soigner les fractures, les plaies et les ulcères. La Consoude facilite la prolifération cellulaire et accélère donc la guérison des blessures. Par voie interne, on l'utilise pour soigner les ulcères, les bronchites et les pleurésies, pour stopper les hémorragies, pour faciliter la digestion, pour calmer les irritations de la vésicule biliaire, de l'estomac, des reins et des intestins. Certaines parties de la plante contiennent un grand nombre de protéines (égal à celui des graines de soja).

## ELIXIR FLORAL DE CONSOUDE

*Vitalité, élimination des tensions*

La Consoude est une plante pleine de force et de vitalité au processus floral lourd et pesant.

Une des sources de l'irritation et de la tension nerveuse provient de l'incapacité à gérer harmonieusement les multiples impressions sensorielles qui atteignent l'âme par le truchement des sens. Ces perceptions proviennent du monde extérieur et de l'intérieur du corps. En passant par les sens, elles parviennent à la conscience. Le système nerveux sert de canal de transmission interne pour toutes ces multiples impressions sensorielles. Lorsqu'elles sont trop nombreuses, trop fortes ou lorsque les sens ne jouent plus leur rôle d'organes récepteurs et protecteurs, le système nerveux se dévitalise et se perturbe sous l'effet des tensions et de l'irritation.

L'élixir floral de Consoude apporte ses vertus tonifiantes et stimulantes pour le système nerveux. Il permet l'élimination des tensions emmagasinées dans le système nerveux et facilite la décontraction.

Cet élixir floral accroît le contrôle conscient des processus physiologiques et améliore les réflexes. Il est conseillé aux sportifs de haut niveau et aux personnes qui pratiquent des disciplines telles que le Hatha-Yoga, la méditation, les arts martiaux. En revitalisant le système nerveux, l'élixir floral de Consoude accroît la coordination physique et facilite la détente musculaire.

L'élixir de Consoude, selon Gurudas, améliore la mémoire.

En application externe, c'est un excellent élixir à utiliser dans les techniques de massage, d'ostéopathie et de relaxation.

Utilisé conjointement avec l'élixir floral d'Arnica ou d'Etoile de Béthléem, l'élixir de Consoude équilibrera les systèmes nerveux perturbés par des traumatismes passés ou présents.

# COQUELICOT DE CALIFORNIE

*Eschscholzia Californica*
*(jaune orangé)*

**Habitat et description** : Le Coquelicot de Californie est natif de la côte ouest des Etats-Unis. C'est une plante sauvage annuelle, de la famille des Papavéracées, de 25 à 70 cm de hauteur que l'on rencontre dans les champs, les talus, au bord des routes. En Europe, il est fréquemment cultivé dans les jardins comme plante décorative. La fleur, avec ses quatre pétales, a la forme d'une coupe. Sa couleur varie du jaune à l'orange, son parfum est épicé. La coupe florale reste fermée, la nuit et les jours sans soleil.

**Histoire et tradition** : Les colons espagnols, débarquant en Californie, l'appelèrent « Copa de Ora », la Coupe d'Or. Aujourd'hui c'est la fleur emblématique de l'état de Californie. La Californie a toujours été une terre très attirante : la ruée vers l'or du siècle dernier, la recherche d'une vie facile ou de nouveaux styles de vie, le développement de mouvements multiples (Hippie, New-Age...) et de nouvelles technologies. Le Coquelicot de Californie est le symbole d'un état qui a toujours fasciné, une terre novatrice qui a porté les espérances mais aussi les (des)illusions d'un grand nombre d'individus. C'est le naturaliste russe Johan F. Eschscholtz qui donna son nom à cette fleur exemplaire.

**Usages phytothérapiques** : Le Coquelicot de Californie est utilisé en phytothérapie (tisanes calmantes) et en homéopathie pour ses vertus sédatives.

## ELIXIR FLORAL DE COQUELICOT DE CALIFORNIE

*Réalisation de soi*

Le Coquelicot de Californie est un élixir de grande importance qui assiste l'individu dans son processus évolutif. Symbole d'une terre qui a fasciné un grand nombre d'individus, attirés par les promesses extérieures de richesse ou d'accomplissement, le Coquelicot de Californie, utilisé en élixir floral, apporte sa qualité chaude et lumineuse d'« *écoute intérieure* ». La vraie richesse de la vie, nous montre-t-il, réside dans notre propre capacité à exprimer nos potentialités créatrices.

Le message de l'élixir floral de Coquelicot de Californie est d'aider l'être humain à réaliser que ce qu'il recherche existe déjà en lui. Il s'adresse à ceux qui ont tendance à porter leur attention sur les moyens extérieurs de développement spirituel plutôt que de s'harmoniser avec la source intérieure de l'expérience spirituelle.

L'élixir floral de Coquelicot de Californie clarifie et équilibre notre être spirituel. Il nous guide vers le processus naturel de développement spirituel, processus qui passe par l'éveil et la reconnaissance de nos qualités et capacités personnelles. Dans le cycle des réincarnations, selon la perspective de nombreux courants spirituels, ces qualités et ces capacités sont les résultats des expériences acquises au cours de nos vies antérieures. Selon d'autres approches (Jung), ces qualités font partie intégrante d'un réservoir de potentialités inconscientes archétypales que nous pouvons rendre conscientes. L'élixir de Coquelicot de Californie facilite l'éveil de ces capacités et il leur permet de se manifester dans notre vie quotidienne.

Le besoin d'équilibre psychique et spirituel est un facteur clé d'utilisation de cet élixir floral. Il est particulièrement recommandé à ceux qui, dans leur recherche spirituelle, recourent de façon excessive à des « stimulations » extérieures (pratiques extrêmes, idéologies, drogues, sectes).

L'élixir floral de Coquelicot de Californie est un remarquable catalyseur émotionnel conseillé aux personnes turbulentes, nerveuses et agitées qui recherchent l'« expérience, la stimulation extérieure ».

*Ecoute intérieure, équilibre spirituel, ouverture*, sont les qualités essentielles de l'élixir floral de Coquelicot de Californie.

# COSMOS

*Cosmos bipinnatus*
*(jaune / rose / violet)*

**Habitat et description** : Originaire d'Amérique centrale et du Mexique, le Cosmos est devenu une fleur de jardin très populaire. De la famille des Composées et pouvant atteindre un mètre de hauteur, elle ne pousse pas de façon spontanée dans nos régions. Les fleurs, de couleur blanche, rose ou violette, avec un disque jaune, apparaissent durant tout l'été.

## ELIXIR FLORAL DE COSMOS

*Expression*

L'élixir floral de Cosmos favorise l'expression parlée du ressenti intérieur. Il s'adresse aux personnes qui ont des difficultés à communiquer leur vécu personnel, qui sont incapables de formuler clairement ce qu'elles ressentent intérieurement.

L'élixir floral de Cosmos est conseillé aux individus timides, introvertis ou hésitants car il facilite la coordination et l'expression des pensées. Il sera bénéfique aux personnes qui se sentent submergées, dans leur mental, par une multitude d'informations et qui n'arrivent pas à les communiquer calmement et posément. C'est un élixir recommandé aux personnes qui bégayent, qui se laissent déborder par le besoin d'exprimer trop d'idées en même temps, qui ont un discours rapide et nerveux.

L'élixir floral de Cosmos facilite l'expression en public. En apportant calme et sang-froid, il est conseillé aux orateurs, aux écrivains, à tous ceux qui doivent s'exprimer en public.

Sur le plan physique, l'élixir de Cosmos soulage les inflammations de la gorge et des bronches, lorsqu'elles sont liées à un problème d'expression.

L'élixir floral de Cosmos permet à l'individu de se recentrer intérieurement. Il facilite l'expression verbale des pensées en reconnectant l'intellect avec le vrai ressenti de l'âme.

# COURGETTE

*Cucurbita pepo*
*(jaune)*

**Habitat et description** : C'est une plante potagère annuelle et commune, de la famille des Cucurbitacées, qui est cultivée pour ses fruits. Haute d'environ 50 cm, la plante se caractérise par une tige anguleuse et par des feuilles pointues et découpées. Les fleurs, de couleur jaune, ont les lobes de la corolle pointus.

**Histoire et tradition** : Originaire du Mexique et d'Amérique Centrale la Courgette est l'une des courges les plus anciennement connues. La Courgette a des emplois variés : verte, elle est consommée comme légume, mûre, elle est considérée comme ornementale ou oléagineuse. La courgette, ainsi que les autres citrouilles et le concombre, sont symboles d'abondance et de fécondité. Il existe de nombreux rapports mythologiques de cette plante avec la lune et les chinois honorent la courge comme le premier des légumes, l'empereur des légumes.

## ELIXIR FLORAL DE COURGETTE

*Grossesse harmonieuse*

La signature de la plante se retrouve dans le fruit ainsi que dans l'histoire symbolique qui lui est rattachée. A travers la Courgette, dans l'abondance, la nature se donne avec générosité.

L'élixir floral de Courgette est un harmonisant de grande valeur qui apporte équilibre, vitalité et sensitivité. Il assiste la femme enceinte pendant sa grossesse, aussi bien sur le plan physique que sur le plan psycho-émotionnel, en équilibrant les émotions et en éliminant les tensions physiques. Utilisé conjointement avec l'élixir floral de Pastèque, il permet à la femme enceinte d'intégrer pleinement cette période transformatrice.

L'élixir floral de Courgette équilibre et stimule l'énergie créatrice de l'homme et de la femme. Son champ d'action se situe au niveau des organes reproducteurs et de la sexualité.

Gurudas nous apporte également les informations suivantes sur cet élixir floral :

L'élixir de Courgette stimule et accroît la créativité féminine, spécialement lorsque celle ci est étouffée ou refoulée à cause d'un environnement social et culturel difficile.

Au niveau émotionnel, l'élixir de Courgette permet de transformer et de faire disparaître la frustration et la colère. C'est un très bon harmonisant.

Sur le plan physique, cet élixir régularise le flux de sang durant les règles et favorise l'élimination des toxémies qui se développent durant la grossesse. Il est également indiqué pour régénérer les colonnes vertébrales affaiblies.

Vivons l'acte de création dans la joie, l'harmonie et la générosité. Tel est le message essentiel de la Courgette.

❀

# EPICEA

*Picea abies*

*(rouge / jaune)*

**Habitat et description** : Originaire d'Europe du Nord et d'Europe Centrale, l'Epicéa commun se rencontre dans toutes les montagnes d'Europe jusqu'à 2000 m d'altitude. De la famille des Pinacées, il peut atteindre 60 m de hauteur. Il possède une écorce écaillée, d'un brun rougeâtre et des branches plutôt horizontales. Les aiguilles, quadrangulaires et piquantes, poussent de manière hélicoïdale. Les fleurs mâles (chatons), jaune-rouge, de 2 à 3 cm de long apparaissent en mai, plutôt dans le bas de l'arbre. Les fleurs femelles, rougeâtres, en cônes de 2 à 4 cm, poussent aux extrémités des pousses de l'année précédente pour former ensuite les pommes aux écailles dures.

**Histoire et tradition** : L'épicéa est notre populaire « sapin de Noël ». Il est très utilisé en reboisement et son bois est largement employé. En Europe septentrionale, les jeunes pousses servent à la fabrication de la bière.

**Usages phytothérapiques** : La résine, connue sous le nom de « poix de Bourgogne », était utilisée pour combattre l'irritation dans la thérapie des lumbagos, des rhumatismes et des bronchites chroniques.

## ELIXIR FLORAL D'EPICEA

*Droiture intérieure*

Une promenade dans une forêt d'Epicéas éveille un sentiment de nudité originelle, de gravité, de pérennité et de grandeur. Tels les piliers d'une cathédrale, leurs troncs s'élancent avec rigueur et droiture vers la voûte des cieux. Lorsque le vent se lève, son souffle solennel éveille un sentiment de nature primitive, forte et austère. Lorsque le silence s'installe, l'âme s'ouvre à la dévotion et au respect.

Ce qui caractérise les épicéas, comme tous les conifères, c'est leur simplicité, leur verticalité, leur élan majestueux vers le ciel. Ils se différencient ainsi totalement des autres arbres, aux cimes élargies et arrondies. Leur principe formateur c'est la linéarité que l'on retrouve dans le tronc, dans les branches obliques et dans les feuilles, ces petites aiguilles pointues.

L'épicéa, austère et solennel, vit dans un environnement où les hivers sont longs et froids. Exigeant en lumière, il se laisse pénétrer de chaleur cosmique qui favorise la formation de résine odorante, à l'odeur pénétrante et envahissant la totalité de l'arbre. L'épicéa exprime ainsi dans sa résine une forte chaleur interne qui s'oppose au climat froid et rigoureux environnant. Sa vitalité n'est pas affectée par les influences extérieures.

L'élixir floral d'Epicéa, à l'image des troncs droits et élancés, nous apporte ses qualités de rigueur, de droiture et de perfection. Il nous fait prendre conscience que la vraie rigueur de l'âme ne peut être comparée à la rigidité, à la sévérité ou à l'austérité forgées par un ego endurci et prédominant. La véritable rigueur de l'âme est une qualité qui s'éveille sur les forces d'amour et de compassion intérieure.

L'élixir floral d'Epicéa apprend à nous structurer intérieurement avec grâce et non pas avec rigidité. Il s'adresse à ceux qui souffrent de rigidité, de froideur, qui dégagent une impression de dureté, qui manquent de souplesse, qui ont des idées fixes et qui ne changent pas facilement d'avis, qui se refusent aux concessions ou aux compromis. Ce sont souvent des personnes désorientées qui, par peur de se remettre en cause, s'enferment dans de telles attitudes.

L'élixir floral d'Epicéa nous aide à vivre en pleine conscience de notre destinée individuelle et collective et nous donne la force nécessaire à l'achèvement des leçons et des expériences du passé qui sont encore en attente ou qui n'ont pas abouti, souvent par suite d'un refus de remise en question.

L'élixir floral d'Epicéa vivifie et tonifie l'individu en ouvrant l'âme aux influences spirituelles.

# EPILOBE

*Epilobium angustifolium*
*(rose / mauve)*

**Habitat et description** : Plante caractéristique des clairières de l'hémisphère Nord, l'Epilobe est une Oenothéracée qui colonise les sols légers et azotés, frais et humides. Avec ses hautes tiges (de 1 à 2 m.), l'Epilobe est largement répandue et on lui connait quinze sous-espèces de par le monde. Les fleurs, rose foncé, riches en nectar, fleurissent de juin à octobre. Les 4 sépales, fins et pointus, supportent 4 pétales bien découpées d'ou jaillissent 8 étamines et un style à 4 stigmates en croix, penchés vers le bas. Les fleurs donnent ensuite des capsules qui en mûrissant, libèrent de longs poils blancs. Le processus de floraison est très intéressant car ce sont les fleurs placées en bas de la tige qui s'épanouissent d'abord. On peut donc trouver sur la même plante, des graines dans la partie inférieure de la tige, des fleurs épanouies dans la partie médiane et des boutons dans la partie supérieure.

**Histoire et tradition** : Les Esquimaux ont longtemps consommé la racine d'Epilobe et l'on prépare un thé avec ses feuilles séchées et une infusion avec ses fleurs. C'est en étudiant cette plante que le botaniste allemand Sprengel, au XVIIIe siècle, découvrit la théorie de la pollinisation des plantes par les insectes.

**Usages phytothérapiques** : L'Epilobe est utilisée en bains de bouche et en gargarismes pour ses propriétés astringentes.

## ELIXIR FLORAL D'EPILOBE

*Régénération*

Le processus de floraison de l'Epilobe nous offre un symbole visuel de ses pouvoirs de guérison : c'est un mouvement continu de l'énergie au travers des phases successives de croissance.

En langue anglaise l'Epilobe s'appelle « Fireweed », l'herbe du feu. Telle une flamme majestueuse, balancée par le vent, l'Epilobe purifie et régénére. Les forestiers l'appellent également « plante à feu » car c'est une des premières plantes à réapparaître sur les terrains brûlés ou dans les coupes forestières. En effet, l'Epilobe participe à la régénération de la terre. Elle s'implante dans les régions déséquilibrées, particulièrement celles dévastées par le feu, pour former un réseau éthérique d'énergie curative. L'Epilobe purifie et renouvelle la structure du sol, lui permettant d'attirer une nouvelle vie végétale.

L'élixir floral d'Epilobe permet la libération des tensions, des stress, des douleurs physiques provoqués par des structures comportementales dépassées ou à la suite d'événements traumatisants ou destructeurs, d'origine planétaire ou personnelle.

En restaurant le flux d'énergie vitale l'élixir d'Epilobe amène l'individu vers une nouvelle phase évolutive : Utilisé sur une longue période (de 4 à 8 semaines), l'élixir d'Epilobe est un puissant catalyseur de transformation qui facilitera le relâchement des « vieilles habitudes » qui non seulement ne sont plus nécessaires à l'individu, mais aussi qui freinent son évolution personnelle. Telle une flamme qui embrase, l'élixir floral d'Epilobe, à l'image de l'aspect physique de la plante, consume les attitudes et les comportements du passé qui ne sont plus nécessaires.

Utilisé de façon ponctuelle, l'élixir d'Epilobe sera bénéfique dans les situations d'urgence pour libérer l'individu du stress physique provoqué par des événements traumatisants.

C'est un élixir de *régénération* et de *purification*. En tant que catalyseur, il s'inscrit tout à fait dans un cycle de transformation individuelle.

# EUPHRAISE

*Euphrasia officinale*
*(violet / jaune)*

**Habitat et description** : Plante annuelle de petite taille, l'Euphraise est une Scrofulariacée qui croît sur les sols pauvres, dans les prairies et les pâturages jusqu'à 2500 m d'altitude. La tige dressée et ramifiée supporte des feuilles opposées, ovales et dentelées. Les fleurs, bien séparées, poussent aux aisselles des feuilles supérieures. Elles sont blanches, à gorge jaune, veinées de violet et fleurissent du milieu de l'été à la fin de l'automne.

**Histoire et tradition** : L'Euphraise est une plante médicinale utilisée en ophtalmologie depuis le moyen-âge. Ses propriétés furent vantées par Sainte Hildegarde de Bingen. Jugée bonne pour les maladies des yeux, on la surnomme « casse-lunettes » et « luminelle ». « Le Livre des Simples Médecines » (XVe siècle) la recommande pour « éclaircir merveilleusement la vue », en cas de rougeur des yeux ou d'obscurcissement de la vue. Mais « il faut que ce soit le malade lui-même qui la cueille et qu'il la cueille au déclin de la lune ».

**Usages phytothérapiques** : L'action de l'Euphraise est anti-inflammatoire, astringente et cicatrisante. On l'emploie également contre les rhumes et les sinusites. En usage externe, c'est une pommade cicatrisante. Elle rentre aussi dans la composition de mélanges à fumer.

## ELIXIR FLORAL D'EUPHRAISE

*Compréhension, intuition*

Malgré la modestie de sa taille, l'Euphraise se remarque facilement dans les prés de montagne. La fleur ressemble à une flamme douce qui se manifeste en couleurs complémentaires (violet et jaune), ce qui la rend agréable à regarder. La relation (signature) entre cette plante et l'oeil est évidente. Son usage thérapeutique renforce cette analogie.

L'élixir floral d'Euphraise agit sur la vision mais à un niveau plus subtil. Il aiguise le regard en favorisant la véritable compréhension. C'est un élixir conseillé à ceux qui, par inattention ou par manque d'intérêt, portent peu d'attention à leur environnement et à autrui. Il s'adresse également à ceux qui se contentent d'une perception superficielle en s'intéressant uniquement aux « habits extérieurs ».

L'élixir d'Euphraise favorise la vision intérieure (éthérique et astrale) car il permet de voir autrui, non seulement dans son apparence extérieure mais aussi dans sa dimension intérieure. Il renforce la compréhension de l'âme.

L'élixir floral d'Euphraise est recommandé aux thérapeutes. Il développe la perception de la condition du patient et favorise la vision de l'« aura » et des centres énergétiques.

# FIGUIER

*Ficus carica*

*(vert)*

**Habitat et description** : Cet arbre fruitier, originaire du bassin méditerranéen et du sud-ouest de l'Asie, est maintenant répandu sur toute la planète. Le genre Ficus comporte plus de 650 espèces vivant, pour la plupart, sous les tropiques. Haut de 2 à 7 m, le Figuier appartient à la famille des Moracées et possède une cime très étalée. Ses feuilles sont grandes, découpées, velues et épaisses. Les fleurs sont regroupées au sein de structures en forme de fruit qui deviendront la figue. L'existence du Figuier est liée à un insecte, le Blastophage, qui en assure la pollinisation en déposant ses oeufs dans les fleurs femelles.

**Histoire et tradition** : Le Figuier est un arbre entouré de mythes et de légendes. Pour les Egyptiens, la Figue est un présent des dieux. Durant l'antiquité, le Figuier est vénéré en tant qu'arbre générateur et nourricier. Arbre sacré pour les bouddhistes et pour les musulmans, il est, à travers son fruit, symbole de fécondité. L'action laxative et nourrissante des fruits le rendit très populaire. En dehors d'un usage alimentaire très important, les figues entrent également dans la composition de certains succédanés de cafés et dans la préparation de vins faits à la maison.

**Usages phytothérapiques** : La figue est utilisée en usage oral pour les bronchites, les trachéites. En cataplasme, on l'emploie pour les problèmes de peau : furoncles, brûlures, abcès. Le sirop de figues est très laxatif.

## ELIXIR FLORAL DE FIGUIER

*Contrôle de soi*

La signature du Figuier est très intéressante : la fertilité de l'arbre dépend de sa coopération avec l'insecte Blastophage. Avant d'être comestible, la fleur est protégée au coeur d'un réceptacle charnu. Une fois que la pollinisation a été assurée par l'insecte, le réceptacle se gonfle en forme de poire et devient comestible. Les fruits véritables se trouvent à l'intérieur de la figue. La figue, symbole de fécondité et de fertilité, est le résultat d'une collaboration étroite avec une mouche dont le cycle de vie est adapté à celui de la plante. Le Figuier et l'insecte exercent, l'un envers l'autre, un contrôle dont dépendent leur existence.

L'élixir floral de Figuier favorise le contrôle conscient de la conception et influe sur la fertilité. Cette qualité est directement liée à la signature du Figuier. Il développe le contrôle du mental sur les processus physiologiques liés à la reproduction. Selon Gurudas, l'élixir floral de Figuier permet d'exercer un contrôle psychique direct sur les processus autonomes du corps physique : il recommande de l'utiliser conjointement avec des techniques de visualisation, de méditation ou de bio-feedback pour agir sur la fertilité[4].

L'élixir floral de Figuier fortifie le mental dans le sens où il renforce son activité sur le corps physique. La pensée active et consciente, dans certaines circonstances, est capable de modifier nos processus physiologiques internes. Une technique telle que le bio-feedback, apprend à utiliser le mental pour influencer ces processus internes (ralentir les battements cardiaques, diminuer la pression artérielle...). Le bio-feedback est souvent utilisé pour combattre les méfaits du stress.

L'élixir floral de Figuier structure, clarifie et stimule le mental : il facilite ainsi la libération des peurs et des blocages accumulés dans le subconscient. Cet élixir agit aussi bien sur les peurs cachées que sur les peurs conscientes. Il développe la lucidité dans les situations d'urgence ainsi que la mémoire pour les « trous de mémoire » passagers.

L'élixir floral de Figuier favorise le contrôle de soi en développant calme, confiance et clarté mentale. Il permet d'assumer les complexités de la vie moderne d'une manière calme et confiante.

❀

---

4. Gurudas : « *Elixirs floraux et Médecine vibratoire* » — Ed. Le Souffle d'Or, pp.122 à 125.

# FUCHSIA

*Fuchsia hybrida*
*(violet / rouge)*

**Habitat et description** : Le Fuchsia est originaire des régions tropicales d'Amérique Centrale et d'Amérique du Sud. C'est une plante de jardin, de la famille des Onagracées, dont il existe des centaines de variétés horticoles. Les fleurs sont rose vif ou rouge violet, pendantes, aux étamines proéminentes. Elles apparaissent à la fin de l'été et sont composées d'un calice tubulaire de quatre sépales et d'une corolle de quatre pétales, de couleur généralement différente.

**Histoire et tradition** : Le Fuschia doit son nom au botaniste allemand Leonhard Fuchs. C'est une plante ornementale qui fut très populaire dans la société bourgeoise du début du siècle, particulièrement dans l'Angleterre Victorienne où de nombreuses variétés horticoles furent développées.

## ELIXIR FLORAL DE FUCHSIA

*Compréhension des émotions enfouies*

L'élixir floral de Fuchsia est corrélé aux problèmes de répression émotionnelle. Il s'adresse aux individus qui refoulent des émotions profondes de colère, de chagrin ou bien des émotions liées à la sexualité. Ce sont souvent des personnes qui réagissent par une fausse émotivité, par un débordement émotionnel ou par des manifestations psychosomatiques (maux de tête, maux d'estomac...). Généralement, ces structures de répression émotionnelle remontent à l'enfance (peur du conflit avec les parents par exemple) et sont réactivées chaque fois que des événements ultérieurs engendrent des sentiments similaires. Ces processus de répression se répétant, l'émotion enfouie va se manifester de manière détournée (fausse émotivité, symptômes physiques...).

Richard Katz écrit à propos de l'élixir floral de Fuschia :

« La popularité du Fuchsia, durant l'époque Victorienne, peut nous éclairer sur cet aspect de répression émotionnelle avec lequel l'Elixir floral travaille. Il était difficile, durant cette période d'assumer ouvertement la sexualité et les sentiments de colère. L'énergie libidinale était souvent sublimée par des attitudes plus acceptables, sur le plan social, tels que l'évanouissement et l'hystérie. (La psychologie Freudienne est un produit de l'Ere Victorienne.)

Le type de personnalité Fuchsia a aussi des difficultés à assumer ces émotions plus instinctives et réagit par une exubérance émotionnelle qui n'est que par trop déplacée. Cette énergie émotionnelle mal dirigée, associée à des manifestations psychosomatiques tels que les maux de tête, indique un problème de répression.

Des structures de répression émotionnelle sont généralement créées dans l'enfance de peur de s'aliéner ses parents et de ressentir pleinement la douleur émotionnelle. De telles charges émotionnelles enfouies sont réactivées lorsque des événements ultérieurs engendrent des sentiments similaires. De nombreux individus réagissent habituellement en essayant de contenir la douleur émotionnelle ou de la masquer par de fausses émotions. Ces processus de répression se répétant, l'émotion sous-jacente va souvent « tenter d'attirer notre attention » en se manifestant par des symptômes physiques tels que les maux de tête ou d'estomac. Cette émotion réprimée, continuellement occultée, peut se manifester sous la forme d'une maladie majeure tel qu'un cancer ou un problème cardiaque.

Ainsi, l'Elixir floral de Fuchsia n'a pas pour finalité de traiter des symptômes de douleur ou de tension. C'est plutôt un catalyseur dont la tâche est de faire émerger, comprendre et éliminer les sources émotionnelles de la douleur et de la tension. L'individu ayant recours à cet Elixir floral devra s'impliquer dans un travail de responsabilité et de compréhension de lui-même. Il lui faut accepter l'épreuve de la douleur afin de se créer une vie plus équilibrée et plus harmonieuse...[5] »

En amenant à la conscience les blessures émotionnelles, l'élixir de Fuchsia permet d'en faire pleinement l'expérience et de s'en libérer.

5. Richard Katz : « *The Flower Essence Journal* » n°3 - 1980.

# GENET

*Cytisus scoparius*
*(jaune)*

**Habitat et description** : Cet arbuste à feuilles caduques se caractérise par ses longues branches vert intense, hautes jusqu'à 1,50 m, dénudées en hiver et se couvrant de petites feuilles en été. Les fleurs, généralement solitaires, jaune clair ou vif, très odoriféres, apparaissent de mai à juillet. Elles contiennent une toxine, la spartéine, qui peut provoquer des vomissements et de violentes coliques. Originaire d'Europe centrale et méridionale, le genêt appartient à la famille des Papilionacées et s'est naturalisé aux Etats-Unis. Il croît à l'orée des bois, dans les landes, le long des routes et dans les clairières. Il « infeste » les terrains et interdit toute culture mais en même temps il a la capacité de fixer l'azote du sol par ses racines et d'enrichir les terres stériles.

**Histoire et tradition** : Le roi Saint-Louis aurait fondé un ordre de chevalerie portant le nom d'« ordre du genest » et dont la devise vantait l'humilité et la ténacité. Les branches du Genêt ont été utilisées pour la fabrication des balais et les feuilles fournissent une teinture verte, tout comme le genêt des teinturiers. En médecine populaire, le Genêt a la réputation de guérir les morsures de vipère.

**Usages phytothérapiques** : On utilisait autrefois la plante fleurie, desséchée, pour son action diurétique, purgative et hémostatique. Riche en acide silicique, le Genêt augmente la sécrétion d'urine et est bénéfique dans les problèmes de rétention de liquides.

## ELIXIR FLORAL DE GENET

*Motivation, persévérance*

Les terres pauvres et incultes d'Ardèche ou des Cévennes resplendissent au printemps, illuminées par la floraison vive et chatoyante des Genêts, plantes régénératrices des sols dévitalisés. Les fleurs du Genêt apportent leur message lumineux d'espoir et de confiance. Lorsque le Genêt nous offre sa riche floraison, il nous rappelle que même dans les circonstances difficiles, dans les environnements ingrats, nous devons persévérer et garder confiance.

Les qualités majeures de cet élixir floral sont la *motivation*, la *foi* et la *persévérance*. On l'emploie pour surmonter le pessimisme, le découragement et le désespoir.

L'élixir floral de Genêt permet de considérer les difficultés de la vie comme des opportunités de croissance et d'évolution. Il apporte ténacité et persévérance à ceux qui sont confrontés aux obstacles incessants en leur permettant de « tenir le cap », de ne pas lâcher pied et d'éviter ainsi le désespoir.

L'élixir floral de Genêt s'adresse aux individus pessimistes, sujets à la détresse. Ce sont des personnes qui ont souvent la phrase « A quoi bon ! » en tête.

L'élixir floral de Genêt s'adresse également aux individus qui ont un sentiment de désespoir universel plus que personnel, face à la situation du monde et qui ont le pressentiment d'un désastre sans aucun sens de finalité supérieure.

L'élixir floral de Genêt nous fait prendre conscience que les épreuves ne sont d'aucune utilité si l'on ne perçoit pas leur sens profond. Il nous aide à persévérer au milieu des difficultés et des épreuves.

# GRENADIER

*Punica granatum*

*(rouge)*

**Habitat et description** : Le Grenadier est un arbre fruitier originaire d'Asie, de la famille des Punicacées. Vivant encore à l'état sauvage dans certaines contrées d'Asie, il s'est naturalisé dans les haies du midi méditerranéen. Cet arbuste, à feuilles caduques d'un vert clair et brillant, peut atteindre 5 m de hauteur. Les fleurs, composées de 3 à 8 pétales insérés sur un calice prédominant, solide et coloré, apparaissent au début de l'été. D'une grande beauté, elles sont de couleur rouge sang. La Grenade est un fruit de couleur rouge-orangé, à peau épaisse et coriace.

**Histoire et tradition** : Le nombre important de graines contenu dans le fruit du Grenadier et sa couleur rouge sang, l'ont fait adopter, dans la symbolique populaire, comme le représentant de la fécondité, de la richesse. Dans le langage des fleurs, traditionnellement, la fleur du Grenadier est censée représenter l'amour le plus ardent. Cité dans les textes de l'Ancienne Egypte, le Grenadier fut nommé « Pomme de Carthage » par les Romains. Il fut célébré dans le Cantique des Cantiques et décrit par Homère dans l'Odyssée. La Grenade est un fruit très apprécié dans le monde arabe.

**Usages phytothérapiques** : Dès l'Antiquité, l'écorce du fruit et de la racine était utilisée médicalement. Son action est astringente, vermifuge et antibactérienne, on l'utilise pour soigner certaines fièvres, la leucorrhée et les problèmes de gorge.

## ELIXIR FLORAL DE GRENADIER

*Créativité féminine*

L'élixir floral de Grenadier est directement lié à la féminité et à son aspect créateur. Il aide les femmes à assumer leur féminité ainsi que son expression essentielle, la fertilité et la reproduction. L'élixir de Grenadier équilibre les aspects Yin et Yang de la personnalité.

Cet élixir est conseillé aux femmes qui sont partagées entre la poursuite d'une carrière et l'envie d'avoir des enfants. En effet, les femmes peuvent utiliser leur pouvoir créateur de deux façons : soit pour engendrer la vie humaine, soit pour servir toute la collectivité humaine. En travaillant sur les deux aspects de la créativité féminine, l'élixir de Grenade permet d'obtenir une vue sereine de la situation et permet de résoudre les conflits « carrière professionnelle-famille », souvent présents à notre époque.

L'élixir de Grenade est corrélé au sentiment maternel nourricier chez la femme. Il s'adresse à l'individu qui n'a pas reçu, pendant son enfance, l'amour maternel dont il avait besoin.

L'âme humaine est porteur des deux principes, féminin et masculin, Yin et Yang. Bien évidemment l'élément féminin est prédominant chez les femmes, tandis que chez les hommes se manifeste essentiellement l'élément masculin. Néanmoins, chaque être humain, homme ou femme, est porteur de l'élément opposé qui est intégré dans sa personnalité. Selon Jung, l'inconscient de l'homme contient un élément féminin complémentaire, l'*anima*, et l'inconscient de la femme, un élément masculin, l'*animus*.

L'élixir floral de Grenadier rééquilibre l'aspect féminin de l'âme chez la personne qui aura été confrontée à des situations de « manque d'amour féminin », en particulier durant l'enfance. C'est ainsi que :

• L'élixir floral de Grenadier est conseillé aux femmes qui rejettent leur féminité où, de façon plus générale, qui ont besoin de retrouver leur identité féminine.

• L'élixir floral de Grenadier est conseillé aux hommes qui sont fermés à l'« anima », cet aspect féminin, créateur, de l'âme et qui ont besoin de s'ouvrir à cette créativité féminine positive et harmonieuse. Ce sont souvent des individus qui ne peuvent pas développer le côté maternel de leur personnalité et qui ne savent pas exprimer leur amour envers les autres et en particulier envers les enfants.

L'élixir floral de Grenadier est conseillé aux femmes qui manifestent des troubles menstruels suite à un rejet de leur féminité (irrégularité des règles, douleurs). Si un sentiment d'impureté prédomine, il est préférable d'utiliser l'élixir floral de Pommier sauvage. L'élixir floral d'Oignon sera préféré pour tous les déséquilibres menstruels liés à un passé d'abus sexuels, de violence familiale ou de forte dépendance.

L'élixir de Grenadier est un bon harmonisant pour la femme enceinte, dans la période de l'accouchement.

*Créativité, expression des valeurs féminines, équilibre*, sont les qualités majeures de cet élixir floral.

# GUEULE DE LOUP

*Antirrhinum majus*
*(jaune)*

**Habitat et description** : Originaire du bassin méditerranéen, la Gueule de Loup est une plante rustique vivace, de la famille des Scrophulariacées. Les Scrophulariacées (Digitale, Euphraise, Molène, Mimulus) rappellent les Labiées (Sauge, Brunelle...) par leur aspect extérieur mais elles n'ont pas leur nature calorique et elles ne forment pas d'huiles essentielles. Cultivée dans les jardins, la Gueule de Loup possède des fleurs jaunes, blanches, oranges, rouges, violettes ou roses, en épis et à corolle ourlée, qui apparaissent du printemps à l'automne.

**Histoire et tradition** : La Gueule de Loup mérite bien son nom : la fleur ressemble à une gueule ouverte. On l'appelle également « Muflier ».

## ELIXIR FLORAL DE GUEULE DE LOUP

*Harmonie dans l'expression verbale*

Le message apporté par la signature de la plante est évident. La Gueule de Loup exprime le pouvoir de l'expression. La fleur de la Gueule de Loup donne l'impression de vouloir pousser un cri, mais sans jamais pouvoir y arriver.

L'élixir floral de Gueule de Loup s'adresse à ceux qui ont des difficultés à parler ou à exprimer leurs sentiments. L'individu qui a besoin de l'élixir de Gueule de Loup n'est pas une personne timide ou apathique. C'est une forte personnalité qui souvent ne peut s'exprimer qu'en criant. C'est souvent un individu qui n'arrive pas à « lâcher le morceau », qui serre les dents (mais pas par ténacité), qui verrouille ses mâchoires.

Il est également intéressant de se rappeler le second nom de la Gueule de Loup : le « Muflier ». Un mufle est un homme grossier et brutal. On retrouve dans le mot muflier certaines caractéristiques de la personnalité qui a besoin de l'élixir de Gueule de Loup.

La bouche est le dernier rempart de la parole. Elle travaille plus de 2000 fois par jour. Au niveau physique, l'élixir floral de Gueule de Loup agit sur le plan musculaire : il sera bénéfique aux personnes qui ont du mal à ouvrir ou à fermer la bouche et qui manifestent un blocage de l'articulation temporo-mandibulaire (A.T.M).

L'élixir floral de Gueule de Loup remédie, sur le plan physique, aux déséquilibres et aux troubles de la gorge, de la mâchoire, des muscles faciaux et de l'œsophage.

L'élixir floral de Gueule de Loup est utilisé pour le « lâcher-prise » à travers l'expression verbale. Il permet de libérer par l'expression verbale (cris, hurlements) les émotions réprimées. La Gueule de Loup est recommandée chaque fois que l'émotion refoulée est retenue au niveau de la mâchoire. Néanmoins, il ne s'agit pas d'un catalyseur émotionnel et il est conseillé, dans ce cas-là, de l'employer avec d'autres élixirs floraux. En relaxation, l'élixir floral de Gueule de Loup favorise le relâchement des tensions de la mâchoire.

Hervé Chambon, kinésithérapeute, qui utilise fréquemment cet élixir, nous indique que cet élixir convient aux « individus fermes et autoritaires, généreux et responsables, souvent taraudés par des appétits sensuels qui mettent en péril leur désir de sérieuse stabilité. Ce sont des bâtisseurs et en même temps des hommes de coeur qui ont grand besoin de laisser s'exprimer leur tendresse et leur désir de calme. Ils sont volontiers plus rêveurs qu'ils ne veulent bien l'avouer. Cette double nature ne va pas sans conflits, sans contradictions intérieures et agressivité. Doués professionnellement, ils n'ont d'autres possibilités d'exprimer leur affection ou leurs sentiments qu'en criant, en utilisant des mots grossiers ou en parlant tout en gardant les mâchoires serrées ».

La Gueule de Loup est un élixir essentiel de lâcher-prise dont la qualité majeure est le *développement harmonieux de l'expression verbale*. L'élixir floral de Gueule de Loup facilite l'expression de la parole « vraie ».

# HIBISCUS

*Hibiscus sabdariffa*
*(rouge)*

**Habitat et description** : Originaire de l'Asie tropicale, l'Hibiscus est un arbuste annuel, très ramifié depuis la base, qui possède des tiges rougeâtres. De la famille des Malvacées, il se développe dans toutes les régions tropicales mais aussi sur le pourtour méditerranéen où il est cultivé dans les jardins, pour la beauté de ses fleurs. Les fleurs, solitaires, sont formées d'un calice et d'une corolle rouges.

## ELIXIR FLORAL D'HIBISCUS

*Sensualité de l'âme*

L'élixir floral d'Hibiscus est relié à la sexualité féminine. Il apporte ses qualités d'équilibre, de vitalité et de sensibilité aux femmes qui ont une vie sexuelle inexistante ou déséquilibrée. L'élixir floral d'Hibiscus renforce le lien entre le corps et l'âme sur le plan de la sexualité et permet de prendre conscience qu'à travers la vie sexuelle doivent s'exprimer les sentiments profonds d'amour et d'ouverture du coeur.

L'élixir floral d'Hibiscus s'adresse aux femmes qui ont perdu tout « feeling », tout contact avec leur sexualité. Dans notre société, l'image de la femme, transmise dans les médias et commercialisée, est celle de la femme froide et impersonnelle reconnue uniquement comme objet de désir. Cette exploitation de la sexualité féminine est une véritable agression qui empêche beaucoup de femmes de se sentir en harmonie avec leur propre sexualité. L'élixir d'Hibiscus est recommandé aux femmes qui ont absorbé, consciemment ou inconsciemment, les stéréotypes d'une sexualité sans âme.

L'élixir floral d'Hibiscus permet à la chaleur de l'âme et des sentiments de pénétrer la sexualité. Il favorise l'éveil de la sensualité dans la sexualité, la véritable sensualité qui rattache la chaleur de l'âme à la passion du corps. Il s'adresse également aux femmes traumatisées par une vie sexuelle qui n'a pas permis de les reconnaître dans leur corps et dans leur âme (domination masculine, machisme, exploitation sexuelle).

# IPOMEE

*Ipomoea purpurea*
*(bleu)*

**Habitat et description** : Native des régions tropicales d'Amérique, cette plante est devenue très populaire dans nos jardins. De la famille des Convolvulacées, l'Ipomée est une vigne grimpante aux feuilles en forme de coeur, lancéolées et aux fleurs en forme de trompettes ou d'entonnoirs. De couleur bleu ciel, rose, rouge ou pourpre, elles fleurissent du printemps à l'automne.

**Histoire et tradition** : Plante toxique, l'Ipomée est utilisée dans certaines traditions chamanistes d'Amérique du Nord et centrale.

## ELIXIR FLORAL D'IPOMEE

*Eveil, vitalité*

Avec l'Ipomée, la nature révèle sa beauté. Les fleurs, en forme de trompettes, manifestent avec générosité et spontanéité, une immense vitalité. L'élixir floral d'Ipomée est un catalyseur de grande valeur qui aide à remettre en question et à transformer les habitudes « cristallisées » et les structures comportementales figées surtout lorsqu'elles sont liées à un mode de vie déséquilibré.

L'élixir floral d'Ipomée s'adresse à ceux qui ont un tempérament agité, qui sont hyperactifs, qui ne tiennent pas en place, ceux dont les journées passent par une succession de hauts et de bas et qui dépendent de produits toxiques pour atténuer l'excès de stimulation nerveuse. Ce sont des personnes qui, un jour, sont au summum de leur forme et que l'on retrouvera très abattues et fatiguées le lendemain, sans raison apparente.

L'élixir floral d'Ipomée équilibre la force vitale. Il tonifie et régularise l'ensemble du système nerveux. La signature de la plante se retrouve dans son nom anglais « Morning Glory », qui signifie littéralement « Gloire du matin ». L'élixir d'Ipomée aide à se lever « d'un bon pied » le matin, avec fraîcheur et clarté, et à conserver force et vitalité tout au long de la journée. Il peut remédier à une irritation nerveuse se manifestant par des insomnies, des grincements de dents, le fait de se ronger les ongles.

L'élixir d'Ipomée régularise les rythmes de la vie quotidienne tels que les repas, l'heure du coucher... Il apporte un regain de vitalité et ramène la stabilité nécessaire à un mode de vie équilibré.

L'élixir floral d'Ipomée permet de se libérer des habitudes nerveuses de dépendance telles que : le tabac, le café, l'alcool, le sucre ou les drogues. Il est important, dans ces cas-là, que l'individu soit déterminé à se libérer de l'habitude ou de la dépendance. Ces habitudes, lorsqu'elles existent depuis longtemps, ont un impact au niveau physiologique et des causes psychologiques. Utilisé conjointement avec un programme thérapeutique ou (et) avec d'autres élixirs floraux, cet élixir floral permet à l'individu de faire face aux conflits émotionnels qui peuvent refaire surface lors de la désaccoutumance.

Applicable à tous ceux dont la vie passe continuellement par une succession de hauts et de bas, l'élixir floral d'Ipomée aide donc à supprimer les vieilles habitudes nocives.

Voir la vie d'une perspective nouvelle et plus claire, telle est la leçon de l'Ipomée. Ses qualités sont la *vitalité*, la *tonicité* et la *vigueur*.

# IRIS

*Iris germanica - Iris sibirica - Iris versicolor*
*(bleu)*

**Habitat et description** : Le genre Iris comprend près de 300 espèces regroupées dans la famille des Iridacées. Originaire de l'Europe méridionale, l'Iris germanica est une plante vivace qui se rencontre dans les jardins, au bord des chemins, sur des sols rocheux, secs et bien ensoleillés. Belle, élégante, de couleur bleue ou blanche nuancée de violet, la fleur de l'Iris germanica s'épanouit au printemps. L'Iris sibirica est un Iris sauvage originaire d'Europe centrale. Plante vivace de 50 cm à 1 m de hauteur, elle se développe dans les prairies marécageuses et les tourbières en Europe orientale et centrale. La fleur bleu-violacé, à fond blanc et jaune, est plus petite que celle de l'Iris germanica. L'Iris versicolor, originaire de la côte est d'Amérique du Nord, se rencontre sur les sols marécageux des Etats-Unis. Sa fleur est de couleur bleu-violet, tâchée de jaune et de blanc.

**Histoire et tradition** : Messagère d'Héra et de Zeus, Iris est la personnification de l'arc-en-ciel. L'Iris fut choisi comme emblème par le roi Louis VII sur le chemin des croisades. La « fleur de Louis » devint ainsi la célèbre « fleur de lys » de la couronne de France. En Grèce, on plante l'Iris sur les tombeaux, peut-être à cause de son nom, en souvenir de la déesse Iris, guide des âmes des femmes trépassées.

**Usages phytothérapiques** : Le rhizome, toxique, était utilisé autrefois pour ses vertus expectorante, diurétique et purgative. De nos jours, l'Iris est essentiellement cultivé pour la beauté de ses fleurs et pour la parfumerie.

## ELIXIR FLORAL D'IRIS

*Créativité artistique*

Différentes espèces d'Iris peuvent être utilisées en Elixir Floral, apportant la même qualité essentielle.

Iris en grec signifie « arc-en-ciel ». Comme l'arc-en-ciel qui relie deux mondes, l'Iris est le messager entre le ciel et la terre. Sa fleur, d'une beauté remarquable, est l'expression même du message divin et créateur qu'il transporte. Choisi comme symbole de la royauté, l'Iris représente l'expression des influences spirituelles sur le plan terrestre. Sa forme parfaite suscite l'admiration.

L'élixir floral d'Iris active la créativité et l'inspiration. L'élixir floral d'Iris nous aide à transcender nos limites et nos blocages dans le domaine de la créativité. Son action s'exprime plus particulièrement dans le domaine artistique où il s'adresse à celui qui éprouve un sentiment de frustration et de limitation, dû au blocage de ses capacités créatrices.

L'élixir floral d'Iris favorise l'expression de la créativité artistique chez les personnes dont l'expression artistique a été refoulée à un moment donné de leur existence. C'est un merveilleux élixir particulièrement adapté au monde de l'enfance.

L'élixir floral d'Iris permet à la créativité provenant du domaine spirituel de se manifester dans l'expression artistique.

*Inspiration créative et artistique* sont les qualités majeures de cet élixir floral.

# LAVANDE

*Lavendula officinalis*
*(bleu)*

**Habitat et description** : La Lavande, une des plantes les plus remarquables de la flore méditerranéenne est un petit arbuste aromatique, de la famille des Labiées, dont les tiges peuvent atteindre 80 cm de haut. Les feuilles, étroites et lancéolées, en forme d'aiguilles, sont de couleur gris-vert. Les fleurs, petites, de couleur bleu-violet et d'odeur très prononcée, apparaissent en juillet et en août. Elles sont regroupées en épis terminaux.

**Histoire et tradition** : Le nom Lavande provient du mot latin « lavare » qui signifie « laver ». Les fleurs de la Lavande produisent un des parfums les plus authentiques et les plus nobles que nous connaissons. Les Romains l'utilisaient pour parfumer leurs bains. En Toscane, la Lavande protège du mauvais sort tandis que les femmes kabyles lui attribuent la propriété de les préserver des problèmes conjugaux.

**Usages phytothérapiques** : Utilisée en tisane, la Lavande possède une action sédative et calme la toux ainsi que les troubles gastriques. En usage externe, son huile est stimulante et elle est bénéfique pour les personnes nerveuses et trop sensibles. Cette plante est également très utilisée dans la confection des cosmétiques et des parfums.

## ELIXIR FLORAL DE LAVANDE

*Purification, équilibre émotionnel*

Lorsqu'un buisson ou un champ de Lavande fleurie surgit devant nos yeux, au coeur de la montagne provençale, il semble tempérer la chaleur environnante, il adoucit l'environnement sec et caillouteux. En même temps, son aspect vivifiant apparaît et on se demande comment la Lavande résiste au soleil torride et à l'aridité de la pierre. La couleur bleue de ses fleurs rejoint le bleu profond du ciel d'été, c'est un bleu tonique qui éveille l'âme.

L'odeur de la Lavande est très caractéristique. En respirant la fleur, quelque chose de propre et d'apaisant nous pénètre. Ce parfum, très authentique, nous purifie avec une grande harmonie.

La Lavande et son huile essentielle sont correlées au reéquilibrage des systèmes nerveux. La Lavande tonifie les nerfs, elle calme, elle fait dormir. Elle est aussi vivifiante car elle excite les activités métaboliques de l'organisme.

L'élixir floral de Lavande agit de façon similaire mais à un niveau plus subtil. L'élixir de Lavande est recommandé lorsque se manifestent des tensions internes provoquées par une disharmonie entre le Moi profond (l'esprit) et l'âme. Ces tensions s'expriment généralement à travers le système nerveux qui véhicule les influences en provenance du monde spirituel.

L'élixir floral de Lavande sera bénéfique aux personnes fatiguées nerveusement et aux personnes qui manifestent une grande sensibilité nerveuse. La sensibilité du type Lavande provient d'une difficulté à opérer la transition entre les pensées du monde spirituel et les pensées plus matérielles, liées au monde physique.

L'élixir floral de Lavande apaise et adoucit les tensions nerveuses.

Bien que non associé à des états émotionnels spécifiques, l'élixir floral de Lavande rétablit l'équilibre émotionnel. Il manifeste son influence sur les processus sensoriels et mentaux.

L'élixir floral de Lavande s'adresse également à ceux qui, impliqués dans des pratiques spirituelles, sont confrontés à des conflits émotionnels.

L'élixir floral de Lavande peut être considéré comme un purificateur spirituel qui « nettoie » l'âme de sa détresse nerveuse et qui apporte un sentiment de paix intérieure.

# LILAS

*Syringa vulgaris*
*(bleu / blanc / mauve)*

**Habitat et description** : Originaire des montagnes d'Europe orientale, le Lilas est un arbuste au bois dur qui recherche la lumière et qui possède une riche couverture florale. Les feuilles, opposées, se caractérisent par leurs nervures fines et ramifiées. Les fleurs, très parfumées, aux tons violets, apparaissent au printemps. Tubuleuses, elles ont quatre pétales soudés. Le Lilas appartient à la famille des Oléacées.

**Histoire et tradition** : De multiples variétés de Lilas sont cultivées dans les jardins européens. Autrefois cultivé par les Arabes, il est introduit en Europe à partir du XVIe siècle.

**Usages phytothérapiques** : Le Lilas est un tonique amer contenant de la syringopicrine. En Russie, l'huile de Lilas, obtenue par macération des fleurs, est utilisée en application externe pour soigner les rhumatismes.

## ELIXIR FLORAL DE LILAS

*Régénération*

Au printemps, la floraison du lilas réjouit nos sens. Les fleurs somptueuses et raffinées nous apportent un sentiment de mélancolie qui est tempéré par leur parfum suave et intense. D'une beauté délicate, le Lilas semble se suffire à lui-même.

L'élixir floral de Lilas nous apprend à nous élever vers la lumière et à nous redresser au sens physique du terme. Il agit principalement sur la circulation énergétique du dos. Son action est immédiate et il peut être utilisé en chiropractie ou en ostéopathie, juste avant un réajustement vertébral.

L'élixir floral de Lilas régénère la colonne vertébrale, corrige la posture et apporte la flexibilité au dos. Il soulage les inflammations et les problèmes dus aux nerfs coincés. Il relaxe la structure musculaire du dos et sera donc bénéfique à tous ceux qui effectuent un travail de force.

L'élixir floral de Lilas équilibre la circulation énergétique du dos. Il active l'énergie « kundalini » en favorisant l'ouverture des centres énergétiques (chakras).

L'élixir de Lilas peut être utilisé de façon externe en applications locales sur les zones douloureuses du dos.

Associé à une partie bien précise du corps, l'élixir floral de Lilas active l'énergie subtile de l'individu en équilibrant le corps éthérique et favorise l'ouverture de la conscience.

# LIS MARTAGON

*Lilium martagon*
*(rose pourpre)*

**Habitat et description** : De la famille des Liliacées, le Lis Martagon est une plante à tige feuillée, non ramifiée, se terminant par une grappe de fleurs. C'est une des plus belles plantes des montagnes d'Europe centrale et méridionale, haute de 40 à 80 cm. Préférant les sols calcaires, le Lis martagon se rencontre à la lisière des forêts, au milieu des hautes herbes, dans les prés montagneux jusqu'à 2800 m d'altitude. Les fleurs, penchées, roses maculées de pourpre, ont des pétales recourbés en arrière, imitant un turban turc. Elles apparaissent au coeur de l'été. Les étamines et les pistils, saillants et dénudés, sont de couleur jaune-orangé.

**Histoire et tradition** : Connu des Romains qui le nommaient « Lilium », il prit le nom « martagon » au Moyen-Âge. Les alchimistes le nommaient ainsi en référence à la planète Mars, étroitement corrélée à cette plante. Ramassé pour sa beauté exceptionnelle, le Lis martagon est désormais protégé dans de nombreux pays.

**Usages phytothérapiques** : Le bulbe souterrain, formé d'écailles charnues, possède des qualités diurétiques et émollientes.

## ELIXIR FLORAL DE LIS MARTAGON

*Pondération, coopération*

Les qualités de l'élixir floral de Lis martagon s'expriment à différents niveaux. On retrouve dans la signature de la plante des indications importantes sur ces qualités.

L'énergie vitale de la plante, longtemps comprimée dans le bulbe, s'élance vers le haut et monte droit comme une flèche pour s'exprimer dans une floraison riche en formes et en couleurs. Les fleurs du Lis martagon, lourdement penchées vers le bas, sont couvertes de tâches rouge-sang. Le système reproductif de la fleur est largement découvert et s'oriente vers le bas. Le Lis, symbole de pureté, est ici taché de rouge.

La nature florale du Lis martagon montre l'influence de cette plante sur la sphère de la sexualité chez l'être humain. L'élixir floral de Lis martagon est conseillé aux femmes qui manifestent des peurs (conscientes ou inconscientes) liées à leur sexualité. L'élixir floral de Lis martagon équilibre et harmonise l'énergie féminine durant la période de ménopause ou lorsque les règles sont irrégulières. De façon plus générale, il est recommandé pour toutes les affections des organes sexuels.

La tradition alchimique relie le Lis martagon à la planète Mars. L'énergie véhiculée par cette planète est une énergie masculine, entreprenante, mais aussi guerrière et agressive. La plante transmute cette énergie masculine en apportant, au moment de la floraison, les forces féminines d'équilibre et de pondération.

L'élixir floral de Lis martagon apporte ses qualités d'équilibre et de pondération. Il facilite la coopération et la solidarité dans les échanges interpersonnels.

De nos jours, l'être humain est souvent confronté à un environnement social où règnent la compétitivité et l'agressivité. Ce sont des environnements où les valeurs masculines « guerrières » sont exacerbées, au détriment de l'écoute de l'autre et de la coopération.

L'élixir floral de Lis martagon est recommandé aux individus agressifs, à ceux qui manifestent un esprit de compétition trop poussé, à ceux qui font preuve d'un excès d'autoritarisme dans leur vie professionnelle. Cette attitude dominatrice peut se caractériser également par un manque de disponibilité ou par une masculinité excessive (le type « macho »).

L'élixir floral de Lis martagon facilite le travail de groupe et la recherche d'une réussite collective.

En apportant les qualités féminines de pondération, d'altruisme et de coopération , l'élixir floral de Lis martagon permet de prendre conscience du Divin en soi, de se relier avec l'Amour et d'autoriser cet amour à circuler librement et avec clarté.

L'élixir floral de Lis martagon apporte finesse et beauté dans les actions et les pensées des individus.

# LOTUS

*Nelumbo nucifera*
*(rose)*

**Habitat et description** : Le Lotus, Nelumbo nucifera, fait partie de la famille des Nymphéacées. C'est le Lotus sacré de l'Inde, le « Lotus aux Mille Pétales », parfois appelé, à tort, Lotus égyptien. Il existe deux espèces de Nelumbo, la seconde étant le Lotus américain (Floride) aux fleurs jaunes. C'est une plante aquatique que l'on trouve dans les lacs ou les grands étangs. Les feuilles circulaires, à la surface de l'eau, peuvent atteindre un mètre de diamètre. Les fleurs uniques sont de couleur rose, violette ou blanche.

**Histoire et tradition** : Depuis plusieurs milliers d'années, le Lotus est considéré comme sacré par les traditions spirituelles orientales (en particulier le Bouddhisme) : la fleur de Lotus représente l'épanouissement spirituel et symbolise l'ouverture des chakras, centres d'énergie. Les Egyptiens l'appelaient « l'épouse du Nil » car cette plante recouvrait le Nil. Osiris, de même que Brahma et Bouddha sont représentés sur un Lotus : Les Egyptiens,les Indiens et les Tibétains ont représenté la création du monde par l'eau sous forme d'un Lotus qui surnage. « Om mani padme hum », le plus célèbre mantra tibétain, signifie « La perle de la création est dans le Lotus ». En Egypte et en Grèce, le Lotus était symbole de beauté, de purification et de régénération.

## ELIXIR FLORAL DE LOTUS

*Ouverture spirituelle*

L'élixir floral de Lotus est un élixir très puissant qui possède une valeur exceptionnelle. C'est un élixir floral universel qui s'adresse à tous les aspects de l'individu.

La prescription de l'élixir de Lotus en conjonction avec d'autres thérapies résulte toujours en une amplification de ces remèdes. Pour cette raison, il est très avantageux de le joindre à toute combinaison d'élixirs floraux.

L'élixir floral de Lotus ne s'adresse pas à des états psycho-émotionnels spécifiques. Il atténue tous les problèmes émotionnels. Il purifie l'organisme des toxines susceptibles d'annihiler les effets des remèdes vibratoires. L'élixir floral de Lotus exalte et amplifie le processus d'épanouissement spirituel. Il favorise l'évolution des personnes déjà engagées dans une voie spirituelle authentique.

L'élixir de Lotus, sur le plan physique, favorise l'assimilation de toutes les substances nutritives et purifie l'organisme.

Selon Gurudas, l'élixir floral de Lotus peut être considéré comme l'élixir le plus évolué existant actuellement.

# MAIS DOUX

*Zea mays*
*(blanc / jaune)*

**Habitat et description** : Graminée annuelle haute de 80 à 150 cm de la famille des Poacées, le Maïs doux n'est connu en Europe que depuis le XVIIIe siècle. Les feuilles sont longues et lancéolées. Les fleurs mâles se regroupent en panicules au sommet de la tige et les fleurs femelles en épis à l'aisselle des feuilles.

**Histoire et tradition** : Originaire d'Amérique du Sud, le Maïs est l'une des plus anciennes plantes cultivées. Très répandu en Amérique avant l'arrivée des Européens, le Maïs fut introduit en Europe au XVe siècle par Christophe Colomb. Ensuite, il s'introduisit par la Chine à travers l'Inde et l'Asie Mineure. Le Maïs doux n'est connu en Europe que depuis 1779.

## ELIXIR FLORAL DE MAIS DOUX

*Assise terrestre, équilibre*

Le Maïs, nous rappelle Patricia Kaminski(6), est complètement dépendant de la civilisation humaine pour sa survie et son développement. Ses graines sont trop fermement bloquées dans leurs enveloppes pour que le vent, les oiseaux ou d'autres moyens non-humains puissent les disperser. Si l'on ne s'en occupe pas, les épis de maïs tombent au sol et produisent de nombreux plants groupés qui s'étoufferont les uns les autres, par manque d'espace, jusqu'à extinction. Le Maïs a besoin de la main de l'homme pour se développer de façon harmonieuse.

Ce message d'équilibre et d'harmonie dans la coopération et l'échange, se retrouve dans la qualité apportée par l'élixir floral de Maïs.

L'être humain est à la croisée de deux axes relationnels : l'un vertical qui le relie à la terre et au ciel et l'autre horizontal qui le situe socialement et qui le relie aux autres êtres vivants.

En aimant et en prenant soin de la Terre qui nous porte et nous nourrit, nous établissons une relation équilibrée et harmonieuse avec notre planète. En aimant et en respectant ceux qui nous entourent, nous enrichissons notre vie et celle des autres de valeurs communautaires basées sur le respect et la compréhension de l'autre. Une existence harmonieuse se caractérise par un équilibre de ces deux axes relationnels.

L'élixir floral de Maïs équilibre et harmonise l'individu dans sa relation Terre-Ciel et dans sa relation avec les autres êtres humains. Il facilite le développement de relations harmonieuses avec l'environnement social et naturel en apportant amour et compréhension.

L'élixir floral de Maïs est d'une grande valeur dans notre société où l'homme vit de plus en plus confiné en milieu urbain, pollué et surpeuplé. De la même façon que l'homme apporte au Maïs l'espace dont il a besoin pour son développement, l'élixir floral de Maïs nous apporte l'espace intérieur nécessaire à notre équilibre. Il nous aide à retrouver le contact avec les « forces primitives » de la Terre.

L'élixir floral de Maïs aide l'individu à « s'enraciner », c'est-à-dire à se (re)connecter avec la terre. Il est conseillé à ceux qui vivent en milieu urbain, spécialement ceux qui sont confrontés à des problèmes de confinement dus à un environnement surpeuplé, ceux qui éprouvent des difficultés à vivre en ville. L'élixir floral de Maïs sera bénéfique aux personnes vivant dans un environnement « artificiel » qui se sentent mal à l'aise et qui ont besoin de rétablir le contact avec la terre.

L'élixir de Maïs apporte l'équilibre à ceux qui ont tendance à se refermer sur eux-mêmes suite à un sentiment d'hostilité et d'aliénation. Il facilite l'ouverture vers les autres.

*Assise terrestre*, *équilibre* et *stabilité* sont les qualités essentielles de cet élixir floral.

6. Patricia Kaminski : « *Elixir floral de Maïs* », Member's Newsletter n°13 - 1984 — Flower Essence Society.

# MAUVE

*Malva sylvestris*
*(mauve)*

**Habitat et description** : Cette herbe annuelle, commune en Europe, possède des tiges dressées de 30 à 80 cm de hauteur, poilues, supportant des feuilles découpées en lobes profonds et dentés. La Mauve est une Malvacée qui se rencontre sur les chemins, les sols riches en azote et dans les lieux incultes. Ses fleurs mauves (rose-violet), veinées de rouge, à cinq pétales écartés, apparaissent de mai à septembre.

**Histoire et tradition** : Déjà connue et utilisée par les romains pour ses vertus culinaires et médicinales, la Mauve est reconnue par Pline pour sa puissance aphrodisiaque. De nombreux autres témoignages (Dioscoride, Pline, Pythagore) louent ses vertus laxatives. Au Moyen-Âge on la croyait capable de soigner toutes les maladies. Pendant longtemps, elle fut mangée en légume.

**Usages phytothérapiques** : De nos jours, on l'utilise pour soigner les affections digestives, urinaires et surtout bronchiques. Elle agit sur les processus métaboliques dans le système rythmique de l'individu. Ses fleurs possèdent une action tranquillisante et somnifère. Elles peuvent se consommer en salade.

## ELIXIR FLORAL DE MAUVE

*Acceptation de soi, ouverture sociale*

L'élixir de Mauve apporte ses qualités d'*acceptation de soi*, de *confiance* et d'*ouverture*.

L'élixir floral de Mauve aide l'individu à accepter les processus de transformation qui se manifestent au cours de sa vie. Il assiste l'individu durant les périodes de transition de son existence, les périodes où des transformations physiques et psychoémotionnels surviennent rapidement et parfois même brutalement :

Durant la puberté, l'élixir floral de Mauve aide l'adolescent sur le plan psychique et émotionnel et lui permet de surmonter les insécurités provenant de sa rapide transformation physique.

L'élixir floral de Mauve facilite la ménopause au niveau psychoémotionnel.

L'élixir floral de Mauve est recommandé aux personnes qui ont peur de vieillir. Il supprime la peur de vieillir. Le stress et les tensions qui accélèrent le vieillissement peuvent être soulagés avec cet élixir floral.

Au-delà de cette qualité d'acceptation de soi, l'élixir floral de Mauve développe la confiance, l'ouverture et la cordialité dans les relations interpersonnelles. Cet élixir permet de surmonter l'insécurité et la tendance à se fermer aux autres.

L'élixir floral de Mauve s'adresse aux personnes timides, à celles qui ont un sentiment d'isolement ou qui ont un excès d'amour-propre se manifestant par de la rigidité ou par de l'orgueil.

L'élixir floral de Mauve est conseillé aux personnes qui, mal à l'aise socialement, ont des difficultés à se faire ou à garder des amis, qui ont tendance à dresser des obstacles à toute forme d'amitié.

# MENTHE POIVREE

*Mentha piperita*
*(violet)*

**Habitat et description** : Originaire d'Angleterre, la Menthe Poivrée est une Labiée, hybride de la Menthe aquatique et de la Menthe verte. Le « Peppermint », ainsi appelé par les anglais, aime la chaleur tempérée, la lumière et l'humidité. On la rencontre sur les sols riches, humides, le long des haies, dans les marais et près des habitations. Les tiges dressées, rougeâtres, supportent des feuilles velues et peuvent atteindre 80 cm de hauteur. Les fleurs roses, parfois blanches, apparaissent en été et sont réunies en épis coniques.

**Histoire et tradition** : Le nom latin Mentha provient du nom grec Menthê attribué à une nymphe aimée du dieu des enfers, Hadès, et qui aurait été transformée en plante parfumée par son épouse Perséphone, fille de Zeus et de Déméter.

**Usages phytothérapiques** : La Menthe poivrée est l'une des plantes médicinales les plus connues. On l'utilise fraîche ou sèche pour son action stimulante, aromatique, carminative, antispasmodique, antiinflammatoire et antiseptique. Cette action stimulante et réchauffante, que l'on retrouve chez toutes les menthes, provient de deux principes opposés se manifestant lors du développement de la plante : « le principe calorifique des Labiées luttant contre un principe adverse d'humidité et de fraîcheur » (W. Pelikan).

## ELIXIR FLORAL DE MENTHE POIVREE

*Vivacité et clarté mentale*

L'action stimulante de la Menthe poivrée se retrouve dans la qualité de l'élixir floral. L'élixir floral de Menthe poivrée est utilisé pour surmonter la paresse mentale et la léthargie psychique. Il développe la *clarté*, la *concentration* et la *vivacité d'esprit*.

L'élixir floral de Menthe poivrée est recommandé à ceux qui manifestent une tendance à la lourdeur d'esprit suite à un excès d'activité mentale. Il est conseillé aux étudiants et aux tempéraments intellectuels.

L'élixir de Menthe poivrée est un élixir également recommandé à ceux dont la lourdeur mentale est provoquée par un excès ou un déséquilibre alimentaire. Il s'adresse aux individus qui ont besoin de toute leur énergie pour digérer et dont le métabolisme digestif excessif empêche la mise en route de toute activité psychique. Ce sont souvent des personnes qui ressentent le besoin de faire la sieste après un repas.

De par son action sur le mental, l'élixir floral de Menthe poivrée amène un état d'esprit actif et éveillé.

# MENTHE POULIOT

*Mentha pulegium*
*(rose-violet)*

**Habitat et description** : Originaire d'Europe, d'Afrique du Nord et d'Asie Occidentale, la Menthe Pouliot croît sur des sols riches, très humides, de préférence au soleil. Vivace, aromatique, de la famille des Labiées, la Menthe Pouliot possède une tige courte,érigée ou prostrée, très rameuse, haute jusqu'à 30 cm. Les feuilles sont petites, de couleur vert-gris, velues et peu dentées. Les fleurs rose lilas, en petits bouquets denses, apparaissent en juillet et en août.

**Histoire et tradition** : Connue depuis l'Antiquité pour ses qualités médicinales, la Menthe Pouliot a été très populaire en Europe pendant des siècles. Vantée par Hippocrate pour ses vertus aphrodisiaques et par Pline pour son action analgésique, la Menthe est, aujourd'hui, une plante fort appréciée en tisane.

**Usages phytothérapiques** : On utilise la plante fraîche ou la plante fleurie séchée pour ses vertus médicinales. Elle soulage les nausées, les migraines, les douleurs intestinales, les troubles nerveux et les problèmes de peau. Son action stimulante est plus accentuée que celle de la Menthe poivrée.

## ELIXIR FLORAL DE MENTHE POULIOT

*Protection*

L'élixir floral de Menthe Pouliot apporte ses qualités de *protection*, de *purification* et de *régénération* au niveau psychique. Comme pour l'élixir de Menthe Poivrée, son action se manifeste sur le plan mental.

L'élixir floral de Menthe Pouliot protège contre les « attaques » psychiques et débarrasse le mental des pensées négatives en provenance de l'extérieur.

L'élixir floral de Menthe Pouliot assouplit le mental lorsque les schémas mentaux sont figés. C'est un élixir conseillé aux personnes qui sont soumises à un mode de pensée qui les emprisonne et qui n'arrivent pas à s'en détacher. Les individus étroits d'esprit ou ceux qui sont sous la coupe d'une pensée dominante qui fige leur personnalité, bénéficieront de cet élixir floral.

L'élixir floral de Menthe Pouliot s'adresse également aux personnes dont le mental est fatigué, suite à un usage abusif de produits toxiques (alcool, drogues...). C'est un élixir bénéfique dans les situations de confusion mentale car il apporte ses qualités régénératrices et purificatrices.

# MILLEPERTUIS

*Hypericum perforatum*
*(jaune)*

**Habitat et description** : Plante sauvage, originaire des régions tempérées d'Europe et d'Asie Occidentale, le Millepertuis croît sur les terrains non cultivés, les prés secs, dans les bois clairs, les clairières et au bord des routes. Vivace, le Millepertuis est une Hypéricacée qui possède une tige rougeâtre, haute de 30 à 80 cm. Les feuilles, opposées et sessiles, sont ponctuées de noir et criblées de multiples points translucides. Les fleurs jaune vif, en forme d'étoiles à 5 pétales et 5 sépales asymétriques, s'épanouissent de juin à septembre. Les glandes huileuses de la plante, lorsqu'elles sont écrasées, dégagent un parfum agréable. En outre, les fleurs, lorsqu'elles sont frottées, deviennent rouge car elles contiennent un pigment rouge, l'hypéricine.

**Histoire et tradition** : « Pertuis » en vieux français signifie « trou ». Le nom Mille-pertuis fait allusion aux nombreuses glandes translucides, visibles à contre-jour, qui parsèment les feuilles. Appelé également « Chasse-diables », le Millepertuis est reconnu dans la tradition populaire pour ses vertus protectrices et pour éloigner les démons. Le mot latin « Hypericum » provient du nom grec « Hyperikon » signifiant « qui surmonte les esprits du mal ». Depuis l'antiquité le Millepertuis a été associé au soleil et il a toujours été associé aux rites grecs, romains, celtes et druidiques du solstice d'été. Les anciens herboristes l'appelaient « le sang de Saint Jean ». L'huile d'olive, dans laquelle l'on fait infuser les fleurs au soleil, devient rouge après plusieurs semaines et possède un remarquable pouvoir de guérison.

**Usages phytothérapiques** : Sur le plan physique, le Millepertuis a un pouvoir cicatrisant et protecteur en usage externe. Par voie interne, le Millepertuis soigne les affections pulmonaires et des voies urinaires. L'hypéricine, contenu dans les fleurs, sensibilise l'épiderme à la lumière solaire. Les animaux qui consomment du Millepertuis en quantité doivent être protégés de la lumière du soleil.

## ELIXIR FLORAL DE MILLEPERTUIS

*Protection et force de l'âme*

Dans la symbolique des mystères chrétiens, le Millepertuis est lié au sacrifice christique. Lorsque nous écrasons une des fleurs jaunes entre nos doigts, il se dégage une substance rouge sombre, l'hypéricine. L'image impressionnante de la signature du Millepertuis avec ses fleurs jaunes, symbole de l'Esprit Solaire Cosmique, qui s'épanouissent au soleil d'été et meurent pour offrir à la terre une substance rouge sang, permet de mieux comprendre le message essentiel apporté par l'élixir floral de Millepertuis.

Les processus de lumière et d'incarnation s'expriment dans le Millepertuis. L'élixir floral de Millepertuis s'adresse aux personnes qui manifestent une forte inclination à sortir d'elles-mêmes, à s' »excarner » et qui ont besoin de se protéger.

Le Millepertuis est la fleur du solstice d'été, de cette période lumineuse qui se caractérise par une grande expansion et par de la joie de vivre. En même temps, cette ouverture peut être source de vulnérabilité, d'affaiblissement avec la sensation de s'être « étendu » trop loin.

Alors que, sur le plan physique, le Millepertuis apporte sa protection lorsque la barrière protectrice de la peau est perturbée, l'élixir floral de Millepertuis apporte ses qualités de protection à ceux qui se sentent trop ouverts, trop vulnérables, à ceux dont l'âme est trop sensible aux influences « astrales ».

L'élixir floral de Millepertuis est recommandé pour les états de rêves perturbés, aussi bien chez les enfants que chez les adultes.

L'élixir floral de Millepertuis est bénéfique pour supprimer les cauchemars et pour soigner les peurs enfantines (peur du noir, peur de dormir seul). Sur le plan physique, cet élixir permet de remédier à l'énurésie des enfants en créant une transformation émotionnelle, source de bien-être intérieur.

Plus généralement, l'élixir floral de Millepertuis a une action tonique qui libère l'individu de ses peurs conscientes ou cachées. Il est conseillé aux personnes qui se sentent vulnérables ou affaiblies par une trop grande tendance à l'épanchement.

L'élixir floral de Millepertuis montre à l'âme humaine comment faire l'expérience du Soleil Cosmique, non seulement comme une réalité extérieure mais aussi comme une source de force intérieure et de protection. Il développe le courage et la force intérieure dans toutes les situations où l'âme s'achemine au-delà du monde physique (sommeil, maladie, mort).

# MOLENE

*Verbascum thapsus*
*(jaune)*

**Habitat et description** : La Molène est une plante bisannuelle, en forme de cierge, de la famille des Scrofulariacées, qui pousse dans les endroits chauds et ensoleillés, sur le flanc des collines, au bord des routes et dans les prairies. La tige de cette plante peut atteindre 1,50 m de hauteur. Non ramifiée, elle est garnie de feuilles cotonneuses à la base et de fleurs jaunes sur sa partie supérieure. Les fleurs, en forme d'entonnoir, apparaissent de la fin du printemps au début de l'automne. Elles dégagent une odeur agréable et attirent les insectes bien que très peu d'entre elles éclosent.

**Histoire et tradition** : Les propriétés médicinales de la Molène remontent à l'Antiquité. Pline la conseillait pour guérir des troubles pulmonaires. Les fleurs de la Molène entrent dans la composition de la fameuse « tisane des quatre fleurs ». On la surnomme « Bouillon-blanc », « Cierge de Notre-Dame », « Blanc-de-mai », « Herbe à Bonhomme » et « Herbe de Saint-Fiacre ». Autrefois ses feuilles étaient utilisées pour fabriquer des mèches de lampes à huile. Dans les campagnes, la Molène est connue pour remédier aux problèmes respiratoires et aux rhumatismes. Les feuilles sont mises dans des mélanges de tabac et sont utilisées pour la préparation de produits cosmétiques.

**Usages phytothérapiques** : La Molène est utilisée pour les problèmes respiratoires, les troubles digestifs et pour soulager la douleur. Les fleurs entrent dans la composition de tisanes pectorales aux vertus sédatives. Par ailleurs, la Molène est diurétique et apaise l'inflammation du système urinaire. La macération de fleurs de Molène dans de l'huile d'Olive traite les maux d'oreille et apaise la douleur des articulations atteintes de rhumatismes. Les feuilles s'utilisent en cataplasmes sur les furoncles et les hémorroïdes.

## ELIXIR FLORAL DE MOLENE

*Ecoute intérieure, droiture et rigueur morale*

Au coeur de l'été, tel un cierge brillant et solennel, la Molène s'élance avec fougue et droiture vers le ciel pour célébrer l'avènement du soleil solsticial. Ses fleurs jaunes, striées de veines orangées, semblent être à l'écoute de l'âme de la nature.

L'élixir floral de Molène favorise l'écoute intérieure, la perception consciente de la « voix intérieure », particulièrement lorsqu'il est nécessaire de prendre des décisions portant sur des valeurs morales.

L'élixir de Molène développe la connaissance intérieure de la moralité et des valeurs éthiques en permettant d'être droit et honnête envers soi-même et envers les autres. Au fur et à mesure qu'il avance sur son propre chemin évolutif, l'être humain découvre et écoute sa voix intérieure qui pose les jalons d'une vie morale permettant ainsi au caractère et à la volonté de s'exprimer avec force et droiture. Cette moralité est toute personnelle et provient du plus profond de soi . En aucun cas elle ne peut être comparée à la moralité venue de l'extérieur et imposée par les autres.

L'élixir floral de Molène est recommandé à ceux qui sont indécis sur la direction et les valeurs à suivre dans leur vie ainsi qu'à ceux qui, sous l'influence d'un environnement perturbé, ne respectent pas de valeurs morales et agissent sans honnêteté.

Dans un groupe, l'élixir de Molène favorise l'unité et développe la confiance. A l'image des fleurs serrées les unes contre les autres et s'élevant harmonieusement vers la lumière, l'élixir de Molène facilite et encourage le travail collectif particulièrement lorsque plusieurs personnes sont impliquées dans un projet commun. C'est un élixir bénéfique à ceux qui débutent un projet car il aide à développer la patience et l'enthousiasme nécessaire à son accomplissement.

# MURE SAUVAGE

*Rubus fructicosus*

*(blanc-rose)*

**Habitat et description** : Originaire d'Europe, le Roncier croît entre les haies, à l'orée des bois, dans les jardins, sur les sols humides jusqu'à 2000 m d'altitude. C'est un arbuste vivace, exubérant, buissonneux aux branches épineuses, de la famille des Rosacées. Les feuilles alternes sont pointues, denticulées et cotonneuses sur leur face inférieure. Les fleurs blanches ou roses apparaissent de mai à août en grappes allongées ou pyramidales. Elles ont 5 sépales de couleur gris-blanc et 5 pétales d'apparence fripés. Les fruits sont noirs et charnus, serrés sur un réceptacle (la mûre).

**Histoire et tradition** : Depuis la préhistoire, l'homme apprécie les mûres sauvages. L'infusion de feuilles de Murier des haies et de Framboisier fournit un thé agréable.

**Usages phytothérapiques** : Les feuilles possèdent une action astringente, tonique et diurétique.

## ELIXIR FLORAL DE MURE SAUVAGE

*Concrétisation*

La croissance exubérante de cet arbuste se retrouve dans la qualité de l'élixir floral. En effet cette croissance se retrouve dans le pouvoir créateur de la pensée : nous devenons ce que nous pensons. Ce pouvoir créateur de la pensée, s'il n'est pas contrôlé, peut résulter en une multitude de pensées contradictoires, expression d'une vie confuse et embrouillée.

L'élixir floral de Mûre sauvage nous aide à devenir plus conscient du processus créatif de nos pensées et de la façon dont elles façonnent notre réalité. Cet élixir permet de relier les niveaux les plus abstraits du mental à ses aspects les plus concrets.

L'élixir floral de Mûre sauvage est un catalyseur du mental qui permet de surmonter l'inertie, la léthargie et l'immobilisme. Il apporte les forces de la volonté aux idées trop abstraites ou trop confuses. C'est un élixir conseillé aux personnes qui ont des difficultés à mettre leurs idées en pratique.

L'élixir de Menthe Poivrée s'adresse aux individus qui se trouvent dans un état léthargique de lassitude mentale, suite à un excès d'activité mentale (tempéraments intellectuels). Avec sa qualité d'éveil, l'élixir de Menthe Pouliot apporte la clarté mentale en favorisant la vivacité d'esprit. L'élixir de Mûre, quant à lui, permet d'intégrer la volonté aux pensées et de les concrétiser.

L'élixir de Mûre sauvage est souvent utilisé conjointement aux pratiques de méditation, de visualisation, de rêve éveillé.

En autorisant notre « Soi supérieur » à s'exprimer plus directement à travers nos pensées et nos actions, l'élixir de Mûre sauvage permet de manifester plus facilement et plus activement nos potentialités. Il favorise ainsi le développement des talents cachés.

# MYOSOTIS

*Myosotis sylvatica*
*(bleu)*

**Habitat et description** : Le Myosotis est une plante vivace, de la famille des Borraginacées, qui présente une rosette de feuilles radicales et des tiges portant des feuilles lancéolées, recouvertes de poils hérissés. Les fleurs, bleues, blanches ou rose pâle, apparaissent au printemps sous formes de grappes asymétriques. Elles ont, au centre, un anneau orangé. Le Myosotis des bois se complaît dans les forêts de feuillus, dans les bois de montagne et les prairies d'altitude.

**Histoire et tradition** : Le Myosotis est associé à une légende persane qui rapporte qu'un ange, chassé du paradis pour être tombé amoureux d'une femme, dut, pour pénitence, semer le myosotis sur toute la terre. Une fois sa tâche accomplie, il trouva auprès d'elle, devenue immortelle, la paix éternelle du paradis retrouvé. Le Myosotis est également appelé « Ne m'oubliez-pas » (« Forget me not » en anglais) car, de tous temps, il nous a transmis ce vibrant message d'amour; « Aimez-moi, ne m'oubliez-pas ». C'est certainement pour cette raison que le Myosotis est une des fleurs préférées des poètes romantiques.

**Usages phytothérapiques** : Le Myosotis, riche en potassium, est utilisé pour ses propriétés anti-inflammatoire,tonique et sédative.

## ELIXIR FLORAL DE MYOSOTIS

*Prise de conscience du monde spirituel*

Le Myosotis, par sa douceur, sa simplicité et sa pureté, est une fleur aimée des enfants. Dans la contemplation du Myosotis, nous retrouvons ce sentiment d'innocence et d'unité, pur et lumineux, propre à l'enfance. Dans le message d'amour du Myosotis, universellement connu, « Aimez-moi, ne m'oubliez-pas », nous retrouvons cet appel d'union aux forces spirituelles, cette appartenance à l'univers céleste qui est encore vécu par l'enfant mais que l'adulte a oublié.

L'élixir floral de Myosotis nous ramène vers cette innocence originelle par une stimulation du subconscient. L'élixir de Myosotis facilite le relâchement des tensions accumulées dans le subconscient et nous (re)connecte avec nos « guides spirituels ».

A travers cette ouverture du subconscient à la conscience, l'élixir floral de Myosotis développe la perception des relations karmiques qui nous lient à ceux qui vivent au-delà du monde matériel. Il renforce le contact avec ceux qui ne sont plus de ce monde et qui ont néanmoins besoin de notre amour et de notre support. C'est un élixir conseillé à ceux qui recherchent le contact avec l'au-delà par l'intermédiaire de pratiques telles que le spiritisme ou le médiumnisme, qui peuvent s'avérer dangereuses ou déstabilisantes. L'élixir de Myosotis est également recommandé à ceux qui pratiquent la méditation et le yoga.

L'élixir floral de Myosotis ramène à la conscience les tensions refoulées et les libère dans les rêves. C'est un élixir conseillé aux personnes qui ont des rêves agités, des cauchemars, qui sont anxieuses face au monde des rêves et qui, de ce fait, souffrent d'insomnie.

L'élixir floral de Myosotis est conseillé à la femme enceinte qui désire établir un contact extra-sensoriel avec son enfant. Plus simplement, c'est un élixir qui renforce le lien mère-enfant, avant la naissance.

Sur un autre plan, l'élixir floral de Myosotis augmente la mémoire, la vivacité d'esprit et la perspicacité.

« Souvenez-vous de ce qui vous a aidé à évoluer et à progresser », tel est le message du Myosotis.

# OIGNON

*Allium cepa*
*(vert / blanc)*

**Habitat et description** : L'Oignon est une plante bulbeuse, bisannuelle, originaire d'Orient, qui peut atteindre un mètre de hauteur et qui produit des fleurs vertes et blanches en forme d'ombelles, de juin à août. La première année, la plante reste à ras du sol. Ce n'est que la seconde année qu'elle développe son ombelle de fleurs, loin de la terre, à l'extrémité d'une longue tige. Les feuilles creuses et lisses sont légèrement cannelées. Cultivée partout, elle est rarement présente à l'état sauvage. L'oignon est une Liliacée qui aime les sols riches, bien drainés, abrités et ensoleillés.

**Histoire et tradition** : Originaire de Perse ou d'Afghanistan, l'Oignon a beaucoup voyagé tout au long de son histoire. Les Egyptiens et les Chaldéens l'ont cultivé bien avant les Grecs et les Romains. D'après Pline, les anciens Egyptiens prêtaient serment par l'ail et par l'oignon. Dans l'approche ayurvédique indienne, l'Oignon est déconseillé dans l'alimentation de ceux qui effectuent une démarche spirituelle. Ses vertus stimulantes sont considérées comme faisant obstacle au développement spirituel. Les prêtres et les pythagoriciens s'abstenaient de l'oignon, non seulement parce qu'il pousse à la lune descendante mais aussi parce qu'il excite la sensualité. L'oignon est très apprécié pour sa valeur alimentaire.

**Usages thérapeutiques** : Fortement aromatisé, l'Oignon possède de précieuses vertus médicinales. Il contient des substances soufrées qui agissent sur le système digestif ainsi que sur la gorge et la poitrine. On l'utilise ainsi dans le traitement des toux, rhumes, bronchites et laryngites. L'oignon est diurétique. Il réduit la pression sanguine, stimule la digestion, purifie les intestins et nettoie l'organisme. En augmentant la fluidité du sang, il fortifie le coeur et diminue les risques de thrombose et d'infarctus (d'après une étude de cardiologues britanniques sur un régime riche en oignons frits ou bouillis). C'est un important remède en homéopathie.

## ELIXIR FLORAL D'OIGNON

*Lâcher prise, libération émotionnelle*

Lorsque l'on regarde attentivement cette plante, on constate qu'elle s'équilibre entre deux pôles opposés : au sol, un bulbe, gonflé et aqueux; dans l'espace, une ombelle de fleurs, aérienne et lumineuse. La force embryonnaire contenue dans le bulbe s'est élevée avec élan et vigueur vers le haut, à travers un processus sulfurique intense et s'offre à l'air environnant dans son système floral.

Ce processus « soufre » réchauffe et stimule l'organisme. En phytothérapie, l'oignon agit sur le métabolisme en stimulant la digestion, en fluidifiant les liquides et en régularisant les flux internes.

Ce processus soufre, se retrouve dans les caractéristiques de l'élixir floral d'oignon conseillé aux individus qui se construisent des protections (carapace) ou des compensations et qui empêchent leurs émotions de s'exprimer. L'action de cet élixir rappelle la signature de la plante : Il existe une relation intéressante entre les différentes couches successives de l'oignon et les différents niveaux de douleur et de blocages que certaines personnes emmagasinent au fond d'elles-mêmes.

Face à un choc, à un traumatisme émotionnel ou plus simplement face à une expérience non assimilée par la psyché, l'individu se construit, avec l'aide du mental, des compensations successives qui lui permettent de surmonter la souffrance ou le déséquilibre intérieur provoqués par cet événement originel.

Pour atteindre le coeur de l'oignon, il faut « peler » les différentes couches. L'élixir permet de « peler » les barrières psychologiques successives afin d'atteindre le coeur du problème. C'est un excellent élixir floral à utiliser lors de psychothérapies ou de séances d'analyse. Il facilite les processus d'introspection, plus particulièrement chez les individus qui se sont forgés avec leur mental un système de défense.

Kathleen Otley, une thérapeute américaine, a remarqué que les personnes ayant souffert, dans leur passé, soit d'abus sexuels (enfance ou relation d'adultes) soit d'environnement très perturbés (alcoolisme par exemple), tiraient un grand bénéfice de l'élixir floral d'oignon. Celui-ci les aidait à « peler », à mettre à jour les différents niveaux de déséquilibres, couche après couche. Kathleen Otley indique que ce processus de mise à jour successive reflète le cheminement que doit suivre la personne ayant souffert d'abus afin d'être en paix avec elle-même. Elle conseille fortement l'élixir floral d'oignon aux femmes qui souffrent de problèmes menstruels et qui ont soufferts de mauvais traitements dans leur vie passée. « Ce sont des femmes qui ont perdu leur centre émotionnel suite à des abus répétés ou à des dévaluations et qui se libèrent de leur flux menstruel de façon hystérique » (hystérique vient du latin uterus).

L'élixir floral d'Oignon est donc indiqué pour les femmes qui souffrent de troubles menstruels liés à un passé de violence familiale, d'abus sexuels ou de forte dépendance. Il est également recommandé aux femmes qui, dans la période qui précède les règles, manifestent du désespoir, de la frustration et qui sont soumises à des humeurs changeantes ou à un sentiment de perte de contrôle de soi.

L'élixir floral d'oignon facilite l'émergence des émotions refoulées de la même façon qu'il facilite l'évacuation des excès de fluides dans l'organisme. Il fait pleurer, comme nous le montre sa signature. Il élimine du système les toxines faisant obstacle aux remèdes vibratoires. L'élixir d'oignon fait émerger la colère et les larmes refoulées, et permet ainsi à l'individu de s'équilibrer émotionnellement.

L'élixir floral d'Oignon engendre une vision positive de la vie. Il aide à lâcher prise et à réaliser que, face à la souffrance, la véritable protection de l'âme n'est pas celle que nous construisons avec notre mental mais celle qui nous est accordée par notre Moi intérieur.

# ORTIE

*Urtica dioica*

*(vert)*

**Habitat et description** : Cette herbe commune, de la famille des Urticacées, piquante et à poils irritants, se rencontre partout. Elle croît sur les terrains incultes, spécialement sur les sols humides et riches, jusqu'à 2000 m d'altitude. Les petites fleurs verdâtres ou jaunâtres, s'épanouissent en grappes ramifiées et pendent à l'aisselle des feuilles supérieures. L'Ortie fleurit du printemps à l'automne.

**Histoire et tradition** : Au Moyen-Âge, en Europe, et encore de nos jours dans certaines contrées, on fabriquait des tissus avec les fibres des orties. Le mot allemand Nessel, qui signifie ortie, a été rapproché de l'anglo-saxon net et de l'allemand netz, qui signifie filet, mailles. Les feuilles entrent dans la composition de tisanes diurétiques. Reconnue pour ses qualités alimentaires, l'Ortie se consomme cuite ou en potage.

**Usages phytothérapiques** : Riche en fer, l'Ortie stimule la digestion, soigne les hémorragies internes, les problèmes urinaires, les hémorroïdes, la jaunisse ainsi que certaines infections cutanées. Les jeunes pousses et les feuilles sont cuites comme légumes verts. On l'utilise en homéopathie.

## ELIXIR FLORAL D'ORTIE

*Unité familiale*

Solidaires entre elles, les orties poussent groupées. Elle se rencontre souvent dans les lieux délaissés par l'homme mais aussi autour des habitations. Malgré une apparence quelque peu agressive, l'ortie est une plante bienveillante qui régénère et équilibre les sols.

L'élixir floral d'Ortie apporte l'apaisement et atténue les rivalités entre enfants (lorsque de la jalousie se manifeste par exemple) ainsi que les tensions existant entre les différents membres d'une même famille. Il est recommandé dans les milieux familiaux lorsque règnent la mésentente et les situations conflictuelles.

L'élixir floral d'Ortie s'utilise dans les situations difficiles existant au sein d'un groupe. En effet, l'élixir floral d'Ortie soulage le stress émotionnel et apporte calme et courage après une rupture familiale.

Au niveau physique, l'élixir floral d'Ortie soigne les irritations et les inflammations nerveuses. Utilisé de façon externe, il traite les problèmes de peau.

L'élixir floral d'Ortie renforce l'unité familiale et traite les problèmes psychologiques rencontrés dans les foyers agités et perturbés.

# PAQUERETTE

*Bellis perennis*
*(blanc-rose / jaune)*

**Habitat et description** : Originaire d'Europe et d'Asie occidentale, la Pâquerette se rencontre, partout en Europe, dans les prés, les jardins, sur les chemins et même en altitude élevée, dans les pâturages de montagne. Petite mais robuste, elle fleurit presque toute l'année et peut supporter des froids intenses jusqu'à -17°C. Plante vivace de la famille des Composées, elle ne dépasse guère les 15 cm de hauteur. Ses feuilles, larges et pétiolées, sont disposées en rosette, à la base du pédoncule floral poilu. Les fleurs jaunes et blanc-rosé apparaissent toute l'année en capitules solitaires. Elles s'ouvrent le jour, se referment la nuit et suivent la course du soleil. Le réceptacle conique de fleurs tubuleuses jaunes est entouré de ligules blanches, teintées de rose par dessous. Leur odeur est inexistante.

**Histoire et tradition** : La Pâquerette doit son nom à ses fleurs qui fleurissent surtout à partir de Pâques. Belle, « bellis » et vivace, « perennis », elle fut chantée par de nombreux poètes et représentée dans de nombreuses tapisseries du Moyen-âge et de la Renaissance. Connue pour ses vertus médicinales depuis le XVIe siècle, elle fut frappée d'ostracisme en Allemagne au XVIIIe siècle et systématiquement détruite, car on l'accusait à tort d'être abortive.

**Usages phytothérapiques** : La Pâquerette possède des propriétés anti-inflammatoire, diurétique, dépurative, sudorifique, expectorante, tonique et vulnéraire. Mélangée au pissenlit et à la fumeterre, elle revitalise le foie. Ses feuilles et ses fleurs fraîches et écrasées, calment la douleur des contusions et des entorses.

## ELIXIR FLORAL DE PAQUERETTE

*Synthèse des idées, intégration*

Dans tout travail intellectuel, une des principales activités du mental est de diviser, de séparer et de compartimenter les informations, afin de pouvoir mieux les saisir. Ce cloisonnement est bénéfique à la compréhension analytique mais, en privilégiant uniquement l'intellect, il peut empêcher l'émergence d'une perception globale et unifiée nécessaire à toute véritable intelligence.

L'élixir floral de Pâquerette, ainsi que celui préparé à partir de la Marguerite des prés, aide à synthétiser les informations en provenance de sources multiples et à les intégrer dans une perspective globale et unitaire. Il équilibre cerveau gauche et cerveau droit, en favorisant l'expression de l'intuition. La structure de la Pâquerette avec son disque central, solaire et lumineux, et ses multiples fleurs blanches en rayon, dirigées vers le centre, symbole de l'unité, est à l'image des qualités intérieures de la plante.

Les qualités essentielles de synthèse et d'intégration apportées par la Pâquerette sont de plus en plus nécessaires à notre société moderne. L'homme, en se spécialisant de plus en plus, a favorisé le mental et l'intellect et a développé une vision analytique et matérialiste du monde au détriment d'une compréhension globale de la vie. La Pâquerette, petite mais robuste, à la floraison quasi annuelle, nous rappelle en permanence son message d'unité et d'intégration.

L'élixir floral de Pâquerette s'adresse à tous ceux qui collectent des informations diverses et multiples et qui ont des difficultés à les intégrer dans un ensemble complet, vivant et cohérent.

C'est un élixir recommandé aux personnes qui doivent planifier un projet ou organiser une activité. Les étudiants, les enseignants, les écrivains, les chercheurs, et de façon plus générale tous ceux qui effectuent un travail intellectuel nécessitant de l'organisation sur le plan mental, bénéficieront de l'élixir de Pâquerette.

# PASSIFLORE

*Passiflora incarnata, Passiflora sp.*

*(bleu / rose)*

**Habitat et description** : La Passiflore est une vigne persistante, aux feuilles profondément découpées en trois lobes, qui croît sur des sols riches et argileux et qui produit des fleurs bleues, roses ou violettes, de mai à juillet. Le fruit comestible est rafraîchissant et tonique. Elle appartient à la famille des Passifloracées.

**Histoire et tradition** : La Passiflore est originaire d'Amérique du Sud. Elle fut nommée « Fleur de la Passion » par les prêtres catholiques qui la découvrirent et qui ont cru y reconnaître la croix du Christ et les instruments de la Passion. Il existe une ressemblance symbolique des éléments des fleurs avec les instruments de la Passion de Christ : la corolle représente la couronne d'épines; les trois styles du pistil, les clous; les cinq étamines, le manteau ou les stigmates du Christ; les feuilles pointues, la lance; les vrilles, le fouet. Introduite en Europe au XVIIe siècle, elle est cultivée dans les jardins, en France au sud de la Loire.

**Usages phytothérapiques** : Elle fut introduite en 1867 dans la pharmacopée des Etats-Unis pour ses propriétés sédatives. Les sommités fleuries ont été reconnues en Europe, à la fin du XIXe siècle, pour leurs propriétés sédatives et hypnotiques et utilisées pour guérir l'insomnie et calmer les nerfs. C'est une plante sédative et anxyolitique qui diminue l'angoisse s'opposant au repos et qui calme les soucieux et les surmenés.

## ELIXIR FLORAL DE PASSIFLORE

*Ouverture spirituelle*

La signature symbolique de cette plante est remarquable. Comme la Rose sauvage qui avec ses 5 pétales symbolise les 5 stigmates du Christ, la Passiflore symbolise le déclin et la régénération, la mort et la résurrection. L'architecture florale de la Passiflore est fondée sur le pentagramme. Dans la tradition, le nombre 5 est l'expression de la volonté créatrice existant en l'homme.

La Fleur de la Passion porte bien son nom car elle incarne une qualité d'âme très élevée : la compassion.

L'élixir floral de Passiflore agit dans la dimension spirituelle. Il apporte stabilité et sérénité et favorise l'ouverture vers des niveaux supérieurs de conscience.

Conjointement à cette ouverture vers le haut, la Passiflore provoque le relâchement et la libération des tensions physiques, mentales et émotionnelles.

L'élixir de Passiflore est également bénéfique aux personnes qui s'éveillent à la vie spirituelle et qui ont des difficultés à intégrer dans leur quotidien cette nouvelle dimension.

L'élixir de Passiflore s'adresse aussi à ceux qui vivent des « ouvertures » spirituelles intenses et qui ont du mal à assimiler et à appliquer ce « vécu spirituel ». Cet élixir supprime l'instabilité apporté par ces situations exceptionnelles et élimine toute confusion émotionnelle.

En favorisant la Compassion, l'élixir de Passiflore agit au niveau le plus subtil du coeur humain. De par son influence spirituelle profonde, c'est un élixir de grande valeur qui agit essentiellement sur la zone cardiaque et laryngée et qui libère les tensions.

# PASTEQUE

*Citrullus vulgaris*
*(jaune)*

**Habitat et description** : Plante annuelle, rampante, la Pastèque est une Cucurbitacée qui possède de longues tiges aux vrilles ramifiées et aux feuilles fortement découpées. Les fleurs femelles et mâles sont de couleur jaune pâle. Les fruits, pouvant peser plusieurs kilos, possèdent une pulpe rouge rosé.

**Histoire et tradition** : L'ancêtre de la Pastèque provient d'Afrique tropicale. Elle fut cultivée sur le pourtour du bassin méditerranéen à partir du Xe siècle avant J-C. Elle s'est développée également en Inde, vers la même époque. De nos jours, la Pastèque ou Melon d'eau est distribuée dans la Zone chaude de tous les continents.

## ELIXIR FLORAL DE PASTEQUE

*Grossesse harmonieuse*

L'élixir floral de Pastèque est relié à tout ce qui concerne la procréation et la naissance. Il ne s'adresse pas à des états psycho-émotionnels spécifiques mais c'est un harmonisant de grande valeur pour les femmes qui attendent un enfant.

Cet élixir floral équilibre les états d'être, avant, durant et après la conception car il développe une attitude harmonieuse.

L'élixir floral de Pastèque renforce l'harmonie du couple qui désire avoir un enfant. Il élimine le stress émotionnel pendant la grossesse. En équilibrant les émotions chez la future mère, l'élixir floral de Pastèque permet au foetus de se développer dans des conditions harmonieuses. La relation émotionnelle entre la mère et l'enfant se constitue dans l'utérus dès la conception. Le foetus est réceptif aux émotions de la mère car celles-ci vont s'inscrire dans le corps éthérique de l'enfant.

L'élixir floral de Pastèque est souvent utilisé en combinaison avec l'élixir de Courgette pendant la grossesse.

# PISSENLIT

*Taraxacum officinalis*
*(jaune)*

**Habitat et description** : Originaire d'Europe et d'Asie, le Pissenlit est une plante vivace, haute de 30 cm, de la famille des Composées. Ses fleurs jaunes apparaissent de mars à novembre. Après la floraison, une boule blanche de graines se forme, dont les petits parasols soyeux se détachent et vont au gré des vents. Les racines, les feuilles et les pédoncules contiennent un latex blanc.

**Histoire et tradition** : Aucun écrit de l'Antiquité ne mentionne le Pissenlit. Il n'apparaît dans les textes qu'au XVIe siècle. A l'époque, les apothicaires le nomment « Taraxacum », provenant certainement de l'Arabe « Tharakhchakon » qui désignait une Composée similaire. Les jeunes feuilles de Pissenlit sont appréciées crues en salades et ses racines, desséchées et grillées, fournissent un excellent succédané de café. Les fleurs servent à la confection de vins de ménage.

**Usages phytothérapiques** : Le Pissenlit possède des propriétés médicinales exceptionnelles. En tant que diurétique, c'est une des plantes les plus efficaces car elle n'entraîne pas de pertes de potassium par l'organisme. Elle est aussi renommée pour soigner les affections hépatiques. La racine est un tonique amer recommandé pour les dyspepsies et la constipation. Elle stimule le foie et la vésicule biliaire. Le Pissenlit purifie le sang et les tissus et il est efficace dans le traitement des maladies de peau et des rhumatismes.

## ELIXIR FLORAL DE PISSENLIT

*Elimination des tensions*

L'élixir floral de Pissenlit est un élixir majeur qui possède la faculté de « mordre au travers » (on l'appelle aussi « Dent de Lion »), de libérer, de disperser.

Le Pissenlit exerce une fonction importante dans l'ensemble de la vie naturelle. Si l'on étudie son mode de croissance, on s'aperçoit que le pissenlit reçoit l'influence conjuguée de forces opposées.

Très fortement ancré dans le sol par un réseau dense et complexe de racines riches en calcium, le pissenlit a des difficultés à s'arracher du sol. Au début de sa croissance, la racine descend jusqu'à un mètre de profondeur alors qu'à l'extérieur, les feuilles forment une rosette, étalée et plaquée au sol. Pour fleurir, il s'échappe brusquement de la densité terrestre et offre au regard, au bout d'une tige droite et creuse, une fleur solaire, lumineuse et riche en silice, élément qui apporte à la plante sa sensibilité au monde extérieur[7]. En effet la fleur du Pissenlit ne s'ouvre que lorsque le soleil brille. Nourrie par les riches minéraux présents dans la racine et dans les feuilles, la fleur de Pissenlit s'épanouit avant de se transformer en boule de fruits plumeux, légère et lumineuse dont les graines attendent d'être dispersées par le vent afin de retourner à la terre.

On remarque cette importante polarité existant entre la légèreté des fruits, s'éparpillant dans l'air environnant et la lourdeur et la pesanteur de l'enracinement. Les forces cosmiques (éthériques) pénètrent la plante de façon harmonieuse et équilibrée en apportant de nouvelles forces vitales. Tout au long de sa croissance, dans cette relation entre le physique et le cosmique, le pissenlit nous montre sa capacité d'harmonisation et d'équilibre des deux forces opposées.

De la même manière que le Pissenlit est capable d'harmoniser diverses qualités à chaque étape de sa croissance, l'élixir floral de Pissenlit rééquilibre et harmonise les niveaux spirituel, mental, émotionnel et physique de l'être humain. On perçoit son influence sur la vie de l'âme, pont entre le corps et l'esprit.

La qualité de l'élixir floral de Pissenlit s'exprime par sa capacité de dissoudre les obstructions dans les processus de désintoxication et d'élimination, puis de revitaliser l'individu.

L'élixir floral de Pissenlit agit en premier lieu au niveau physique, où il relaxe profondément la structure musculaire. Puis il agit au niveau des émotions et des pensées, où peut s'exprimer de la nervosité due à la confrontation avec divers conflits émotionnels internes. Une tendance au durcissement et à la cristallisation va se manifester dans le corps et dans la vie mentale. L'élixir floral de Pissenlit va débloquer les tensions provoquées par le stress mental et émotionnel. Il aide à « mordre au travers », à dissoudre ces toxines et ces blocages.

L'élixir floral de Pissenlit apporte concentration, force et structuration.

L'élixir floral de Pissenlit est un élixir très intéressant à utiliser lorsque l'on travaille sur le corps. Il relâche les tensions musculaires et émotionnelles. On l'utilise souvent de façon externe, mélangé à une huile de massage, placé en compresse ou appliqué directement sur la zone douloureuse. Aux Etats-Unis, c'est un des élixirs les plus utilisés par les masseurs, kinésithérapeutes et ostéopathes.

Le Pissenlit rétablit la relation du corps physique à l'énergie cosmique. Lorsque cette relation est perturbée, l'individu se sent « pris au piège » dans son corps et souffre de rigidité physique et de tensions émotionnelles, le corps physique et émotionnel étant imprégnés par des forces de durcissement et de cristallisation. Au niveau spirituel, il recherche plus de clarté, de concentration et de focalisation.

De par son caractère universel, l'élixir floral de Pissenlit sera utilisé pour ses qualités de relâchement, de libération des tensions et à un niveau plus subtil, d'harmonisation avec notre être profond.

❀

7. En agriculture biodynamique, le compost de pissenlit est souvent utilisé car il est reconnu améliorer la sensibilité des autres plantes aux influences du sol et de l'environnement.

# RHODODENDRON

*Rhododendron ferrugineum*
*(rouge)*

**Habitat et description** : Il existe plus de 1000 espèces de Rhododendrons qui peuplent les montagnes de notre planète. Les Alpes n'en comptent que deux, le Rhododendron ferrugineux et le Rhododendron cilié qui appartiennent à la famille des Ericacées. Le Rhododendron ferrugineux se développe sur les sols siliceux, les éboulis. Petit arbrisseau buissonnant, le Rhododendron possède des feuilles persistantes, ovales, de couleur vert luisant au dessus et de couleur rouille au dessous. La floraison abondante s'épanouit en Juin et en Juillet. Les fleurs apparaissent en ombelles terminales. La corolle, rouge vif à l'intérieur, est formée d'un tube et de 5 pétales soudés.

**Histoire et tradition** : Le Rhododendron ferrugineux porte de nombreux autres noms : Rosage, Rose des Alpes, Laurier-rose des Alpes. En Savoie, les galles du Rhododendron, provoquées par la présence d'un champignon parasite, sont macérées dans de l'huile et utilisées pour soigner les rhumatismes.

**Usages phytothérapiques** : Le Rhododendron est une plante toxique dont les feuilles possèdent des vertus antirhumatismales et dépuratives.

## ELIXIR FLORAL DE RHODODENDRON

*Joie, réconfort*

Au début de l'été, la floraison des Rhododendrons constitue l'un des plus beaux spectacles de la haute montagne. Elle est abondante : Les fleurs roses, en forme d'entonnoirs, ouvertes, illuminent l'environnement, particulièrement lorsque celui-ci est aride et minéral. La chaleur et l'incandescence des fleurs répondent à la froideur et à la dureté des pentes rocheuses et caillouteuses.

On ne peut qu'être frappé par le contraste saisissant existant entre la floraison éblouissante du Rhododendron et l'aspect sévère des pentes sur lequel il se développe. Le rhododendron apporte son réconfort et sa chaleur face à un environnement froid, austère et mélancolique.

L'élixir floral de Rhododendron apporte joie et confiance aux individus enclins à la tristesse et à la mélancolie, à ceux qui se trouvent confrontés un environnement austère et difficile et qui se laissent envahir par le découragement ou la dépression.

L'élixir floral de Rhododendron facilite la libération des émotions, particulièrement celles qui sont retenues dans la zone thoracique et qui sont liées à la respiration (l'exhalation). Il s'adresse à ceux qui intériorisent la tristesse, le chagrin,la mélancolie (parfois suite à un traumatisme passé).

Sur le plan physique, l'élixir floral de Rhododendron est recommandé pour combattre les inflammations provoquées par les refroidissements.

# ROMARIN

*Rosmarinus officinalis*
*(bleu)*

**Habitat et description** : Arbuste pérennant, aromatique et toujours vert, le Romarin est connu depuis l'antiquité pour ses propriétés médicinales. Originaire des côtes de la Méditerranée, de la famille des Labiées, il peut atteindre 1,50 m de hauteur. Les petites fleurs bleu clair, parfois roses ou blanches, apparaissent de la fin du printemps au début de l'automne. Le parfum que le Romarin dégage est fort, réconfortant, presque brûlant.

**Histoire et tradition** : L'arôme du Romarin passait pour conserver le corps des morts. Plante funéraire, le Romarin doit son nom à un conte de fée sicilien dans lequel il est associé à la belle « rhos marinum », « Rosée de la mer ». En Sicile, le Romarin est lié aux fées qui ont l'habitude de s'y cacher. Il fut utilisé dans les cérémonies religieuses pour purifier, à la place de l'encens. Dans le Nord de l'Italie, le Romarin, mis en contact avec le coeur, apporte la gaieté. En Espagne, en Crète, en Allemagne, le Romarin est symbole de bonheur.

**Usages phytothérapiques** : Le Romarin possède une action aromatique, diurétique, stomachique, carminative, antispasmodique, cholagogue et antiseptique. En application externe, l'huile est utilisée pour repousser les insectes et comme antiseptique. On l'emploie également pour calmer les névralgies.

## ELIXIR FLORAL DE ROMARIN

*Assise terrestre, chaleur intérieure*

Rudolf Steiner nous donne une indication essentielle sur l'action curative du Romarin : il fortifie le *Moi* dans son action sur les autres constituants de l'homme. Il active les processus sanguins et enflamme le métabolisme. Il relie et renforce l'esprit à la matière.

L'élixir floral de Romarin réchauffe l'âme. Il est conseillé aux personnes qui ont des difficultés à intégrer l'énergie spirituelle et qui ne ressentent pas la « chaleur intérieure » de l'âme. Cet état se manifeste sur le plan physique par des troubles circulatoires ainsi que par une tendance à la frilosité.

L'élixir floral de Romarin, par son action stimulante, apporte sa qualité d'éveil. Il est recommandé aux personnes qui sont désorientées, qui manifestent une tendance à l'oubli, aux pertes de mémoire et à la somnolence (personnes âgées).

L'élixir floral de Romarin s'adresse aux personnes qui ont du mal à être dans leur corps, qui manquent d'assise terrestre parce qu'elles ne peuvent pas donner à leur corps l'énergie dont il a besoin.

Alors que l'élixir de Clématite (voir les élixirs floraux de Bach) est conseillé à l'individu rêveur, manquant d'attention, l'élixir de Romarin s'adresse à la personne désincarnée sujette à l'assoupissement, aux pertes de mémoire. Les personnes âgées ayant perdu leur vitalité apprécieront cet élixir floral.

L'élixir de Romarin est également bénéfique aux individus épuisés par un trop grand surmenage intellectuel.

Selon Gurudas, l'élixir floral de Romarin apporte également gaieté et sensibilité aux individus maussades et renfermés en équilibrant le corps émotionnel.

# SAUGE

*Salvia officinalis*
*(violet)*

**Habitat et description** : Originaire du bassin méditerranéen, la Sauge est une Labiée qui croît sur sols calcaires, en plein soleil, jusqu'à 800 m d'altitude. Il existe environ 500 espèces de Sauge à travers le monde. La Sauge officinale est un petit arbrisseau aux tiges velues, hautes de 40 à 80 cm. Les feuilles ovales, arrondies aux extrémités, pétiolées, épaisses et crénelées, sont de couleur vert blanchâtre. La floraison est intense : Les fleurs bleues et violettes forment des épis terminaux de mai à juillet. Elles sont très odoriférantes, riches en nectar et en huile.

**Histoire et tradition** : La Sauge jouit d'une grande réputation venant des temps anciens. C'est la plante qui sauve (« salvia ») et dont la réputation a été vantée par l'école de Salerne[8] et par Sainte Hildegarde de Bingen. Les Romains lui attribuaient de grandes propriétés magiques. Dans la médecine populaire italienne, on conseille d'appliquer de la sauge sur le corps du nouveau-né, dès que le cordon ombilical a été coupé.

**Usages phytothérapiques** : Cultivée depuis des millénaires, la Sauge possède une action antiseptique, astringente, anti-inflammatoire, vermifuge, emménagogue et cholérétique. Elle soigne les troubles hépatiques, les infections des bronches et les états dépressifs. On l'utilise aussi pour réduire la montée de lait. Son huile essentielle, toxique, doit être utilisée avec précaution.

## ELIXIR FLORAL DE SAUGE

*Compréhension de la vie*

La Sauge, et de façon plus générale les Labiées (Lavande, Romarin...), harmonisent la relation âme-esprit. La Sauge est l'expression même de l'aspiration vers la spiritualité.

Wilhem Pelikan nous indique que la Sauge agit sur l'organisation du Moi (esprit) dans le domaine des échanges matériels (métabolisme).

L'élixir floral de Sauge nous apporte la capacité de réfléchir sur la signification des événements de la vie. Il nous ouvre à la sagesse intérieure et sera bénéfique à ceux qui ne savent pas tirer les leçons des expériences du passé.

L'élixir floral de Sauge est complémentaire à l'élixir « Chestnut Bud — Bourgeons de Marronnier » de Bach qui s'adresse à ceux qui ne profitent pas des expériences et qui répètent sans cesse les mêmes erreurs. Chestnut Bud est lié au principe de l'apprentissage et de la réalité matérielle par une meilleure coordination du mental (qui va trop vite ou trop lentement). L'élixir de Chestnut bud s'adresse à celui qui refuse d'écouter sa voix intérieure et c'est souvent un élixir indiqué chez les enfants.

L'action thérapeutique de la Sauge, en phytothérapie et en aromathérapie, s'effectue au niveau de l'organisation du Moi dans le domaine des échanges métaboliques et dans le système rythmique. L'élixir floral de Sauge amène à la conscience la dimension spirituelle de notre être et nous permet de prendre du recul sur les expériences de notre existence. C'est l'élixir de l'homme adulte qui a besoin de distiller l'essence des expériences vécues.

L'élixir floral de Sauge apporte compréhension et paix intérieure face à la signification de la vie. On peut le recommander aux individus excessivement matérialistes.

C'est un élixir qui sera bénéfique aux personnes qui affrontent la mort ou une épreuve douloureuse et qui se demandent : « A quoi rime tout cela ? »

Sur le plan physique, l'élixir de Sauge favorise la digestion par une meilleure assimilation de la nourriture. Gurudas indique que l'élixir de Sauge stimule le rire en relâchant les tensions dans le corps et que l'on peut l'utiliser comme laxatif car il favorise l'élimination, surtout pendant les périodes de jeûne.

8. Salerne, université médicale du sud de l'Italie qui rayonna à travers l'Europe, du Xème au XVème siècle.

# SCARLET MONKEYFLOWER

*Mimulus cardinalis*
*(rouge)*

**Habitat et description** : De la famille des Scrophulariacées, le Scarlet monkeyflower est un Mimulus proche du Mimulus guttatus. Plante vivace herbacée, on la rencontre aux Etats-Unis dans les prairies humides, le long des rivières, les alpages bien irrigués. De la tige, très verticale, jaillissent des feuilles opposées, dentelées et lancéolées. Comme tous les Mimulus, les fleurs sont composées d'une lèvre supérieure de 2 pétales et d'une lèvre inférieure de trois pétales. D'un rouge éclatant, elles apparaissent vers la fin de l'été.

## ELIXIR FLORAL DE SCARLET MONKEYFLOWER

*Libération des émotions intenses*

Le Scarlet monkeyflower, comme son nom l'indique (« scarlet » signifie « écarlate »), possède des fleurs brillantes et écarlates. Il se différencie des autres Mimulus qui ont des fleurs aux coloris beaucoup moins vifs. Par sa couleur et par sa structure horizontale, en forme de gueule, la fleur de ce Mimulus nous rappelle la fleur de Gueule de Loup.

L'élixir floral de Scarlet monkeyflower est un catalyseur émotionnel qui s'adresse à la peur des émotions intenses, celles qui sont connectées à l'énergie vitale et dont le siège, sur le plan physique, se situe dans la région du plexus solaire.

Cet élixir libère de façon consciente les émotions puissantes liées à la colère et à l'agressivité lorsque celles-ci se manifestent généralement de façon soudaine et violente. La couleur vive de la fleur et son aspect en forme de gueule, expriment cette relation avec les émotions violentes.

L'élixir floral de Scarlet monkeyflower aide ceux qui répriment ces émotions par peur de perte du contrôle de soi ou par peur de désapprobation de la part du milieu social. Ce sont des individus souvent crispés qui réfrénent leur colère, leur violence intérieure ou leur agressivité, bien que celles-ci puissent jaillir sporadiquement et de manière soudaine et incontrôlée. Cet élixir développe l'acceptation et la compréhension de toutes ces émotions négatives.

L'élixir de Scarlet monkeyflower permet de résoudre les situations de pouvoir et de colère dans les relations interpersonnelles.

Cet élixir s'adresse aux personnes très tendues, avec peu de vitalité, qui ont peur d'éprouver une quelconque émotion.

L'élixir floral de Scarlet monkeyflower développe l'*expression* et l'*affirmation de soi*. Il libère la vitalité lorsque celle-ci est occultée par le ressentiment, la colère ou la négativité réprimée. Il permet à la personnalité de prendre conscience de l'aspect « obscur » de l'âme et de se retrouver en réconciliant ses aspects opposés.

# STICKY MONKEYFLOWER

*Mimulus auriantacus*
*(orange)*

**Habitat et description** : Buisson vivace pouvant atteindre 1,20 m de hauteur, le Sticky monkeyflower se rencontre dans les montagnes de l'ouest américain et plus particulièrement dans les chaînes côtières de l'Oregon et de la Californie. Contrairement aux autres Mimulus et aux autres Scrofulariacées qui fuient la chaleur et les sols secs, le Mimulus auriantacus croît sur les terrains relativement arides. Les feuilles, d'un vert foncé sur le dessus et vert gris en dessous, sont collantes et lui ont donné son nom anglais (sticky = collant). Elles mesurent 5 cm de long. Les fleurs, de couleur orange, apparaissent de mars à août.

## ELIXIR FLORAL DE STICKY MONKEYFLOWER

*Libération des peurs liées à la sexualité*

Comme tous les Mimulus, l'élixir floral de Sticky monkeyflower s'adresse aux états de peur. Il permet de résoudre les peurs concernant la sexualité et l'intimité. Il équilibre les énergies sexuelles et celles qui leur sont corrélées (problèmes de répression sexuelle ou au contraire, d'excès de sexualité).

Notre société nous offre une image galvaudée de la sexualité. Celle-ci est médiatisée, commercialisée et exploitée de multiples façons alors qu'il s'agit d'une des dimensions les plus sacrées de l'être humain. Ces abus sont la manifestation d'un déséquilibre profond chez l'homme moderne qui a de plus en plus de difficultés à vivre une sexualité harmonieuse. Une sexualité équilibrée se construit sur les forces d'amour et de compassion. Sans communion de coeur et d'esprit, sans la présence des sentiments profonds de l'âme, l'expression sexuelle reste superficielle et risque d'être à l'origine de nombreux déséquilibres.

L'élixir floral de Sticky monkeyflower permet d'intégrer la sexualité (avec ses énergies corrélées) dans l'équilibre global de la vie. Il aide à éliminer les états de peur, de conflit ou de confusion concernant la sexualité.

L'élixir de Sticky monkeyflower s'utilise souvent en combinaison avec l'Achillée et le Scarlet monkeyflower pour résoudre les problèmes relationnels (ref : F.E.S).

La problématique sexuelle est souvent liée à la capacité d'aimer, à l'intimité et à l'acceptation de l'impulsion créatrice : l'élixir floral de Sticky monkeyflower permet d'intégrer pleinement amour et sexualité et de découvrir le sens sacré de tous les aspects de la vie.

# TILLEUL

*Tilia platyphyllos*
*(jaune-vert)*

**Habitat et description** : Appelé également Tilia grandifolia, le Tilleul à grandes feuilles est un arbre que l'on rencontre essentiellement au sud de l'Europe, dans les massifs montagneux, sur les sols calcaires. De la famille des Tiliacées et pouvant atteindre 30 m de hauteur, il est plus imposant et plus puissant que le Tilleul à petites feuilles (Tilia cordata). Sa longévité est surprenante (certains tilleuls sont âgés de 1000 ans et plus !). Les feuilles, en forme de coeur, caduques et alternes sont de couleur vert sombre. A l'aisselle des feuilles prend naissance une inflorescence de 3 à 7 fleurs s'épanouissant au centre d'une grande bractée. De couleur jaune verdâtre, les fleurs, hermaphrodites, sont délicatement parfumées et apparaissent au mois de Juin.

**Histoire et tradition** : Arbre sacré dans de nombreuses traditions, le Tilleul est riche en histoires et en légendes. La nymphe Philyra conçut du père de Zeus le centaure Chiron, grand guérisseur, avant d'être métamorphosée en cet arbre qui porte son nom. Le Tilleul est l'un des plus anciens remèdes connus. Les grecs connaissaient les propriétés calmantes de ses fleurs et Pline recommandait l'usage de son écorce pour certains problèmes de peau. Jean Palaiseul, Sainte Hildegarde, Culpeper et bien d'autres herboristes du Moyen-Âge estimaient ses vertus thérapeutiques. Dans la très haute antiquité le Tilleul était un arbre oraculaire qui permettait de prédire l'avenir. Dans la mythologie scandinave, Sigurd, après avoir tué le serpent Fafnir, se baigne dans le sang du monstre pour devenir invulnérable. Une feuille de Tilleul lui tombe entre les épaules et le rend, à ce seul endroit vulnérable, ce qui lui sera fatal par la suite. Dans les pays scandinaves, le Tilleul est un arbre protecteur, considéré comme l'ancêtre d'un clan, d'une famille. Les grecs et les latins s'en servaient pour orner leurs tombes. C'est aussi un arbre seigneurial, un arbre de justice vénéré pour sa grande longévité. Depuis l'antiquité on utilise également l'écorce et le liber pour obtenir des fibres destinées à la fabrication de tissus et de cordes. On comprend qu'un arbre aussi généreux ait été partout vénéré !

**Usages phytothérapiques** : Les fleurs du Tilleul ont des vertus sédatives et sont utilisées en tisanes pour calmer la nervosité, l'insomnie, le surmenage. Elles sont également un excellent remède sudorifique contre les rhumes et la grippe. Outre les fleurs et les bractées, on utilise l'écorce et les feuilles fraîches pour leur action antispasmodique, diurétique et expectorante.

## ELIXIR FLORAL DE TILLEUL

*Réceptivité à l'amour*

Riche en histoire et en symboles, le Tilleul est dans toutes les mythologies l'arbre féminin par excellence. En outre, il a été reconnu de tous temps pour ses qualités protectrices au sein du clan ou de la famille. Dans le Sud de la France, on le rencontre fréquemment devant les maisons, où il apporte ombre et douceur, au coeur de l'été. Sous son ombrage, la famille, le groupe d'amis, mais aussi les insectes bourdonnants, se réunissent dans une atmosphère d'échange et de partage.

L'élixir floral de Tilleul est un élixir majeur et universel qui facilite la réceptivité à l'amour humain.

L'élixir floral de Tilleul apporte ses qualités de *protection*, de *douceur*, d'*apaisement*, de *chaleur nourricière*, de *calme*, de *force intérieure*, de *sérénité* et de *plénitude*.

L'élixir floral de Tilleul est porteur d'une énergie féminine apaisante et adoucissante. Il renforce la relation intime entre la mère et l'enfant. Il est recommandé à la femme enceinte, en début de grossesse pour se connecter avec son enfant. Il s'adresse également aux enfants qui n'ont pas reçu l'attention maternelle dont ils avaient besoin. De façon plus générale, l'élixir floral de Tilleul favorise l'établissement de rapports harmonieux entre la mère et l'enfant.

En apportant chaleur nourricière et maternelle, l'élixir floral de Tilleul est recommandé aux femmes qui ont des difficultés à exprimer l'amour maternel.

L'élixir floral de Tilleul facilite la communication et l'échange dans le respect et la cordialité. A un niveau plus profond, il (re)connecte l'individu avec les liens ancestraux et avec la sagesse spirituelle du savoir acquis de l'humanité. Il facilite l'échange et la compréhension entre des personnes de différentes générations. Il favorise l'éveil des capacités extra-sensorielles.

L'élixir floral de Tilleul apporte sa chaleur et sa douceur aux personnes qui se sentent coupées des autres ou de leurs racines, qui ont un sentiment d'abandon et de solitude.

# TOURNESOL

*Helianthus annuus*
*(jaune)*

**Habitat et description** : Plante annuelle, de la famille des composées, le Tournesol possède une tige haute jusqu'à 3 m, cylindrique, au bout de laquelle fleurit la fleur de juillet à octobre. Cette fleur, en réalité, est un capitule constitué d'un coeur aux multiples petites fleurs tubulaires et entouré d'une couronne de fleurs pétaloïdes. Le Tournesol croît sur les sols ensoleillés.

**Histoire et tradition** : Connu pour l'huile que l'on en extrait, le Tournesol est originaire du Mexique. Les indiens Dakota d'Amérique du Nord portaient les fleurs à ébullition et buvaient la décoction pour soigner les problèmes de bronches.

**Usages phytothérapiques** : Le Tournesol possède des vertus médicinales. Son action est diurétique et expectorante. C'est une plante utilisée en homéopathie. La médecine populaire russe utilise les feuilles et les fleurs pour traiter les affections de la gorge, les troubles pulmonaires et pour soigner la malaria.

## ELIXIR FLORAL DE TOURNESOL

*Individualité équilibrée*

Se tournant vers le soleil, la fleur de Tournesol est le symbole du soleil, source de lumière et de chaleur. On le nomme également Hélianthe, qui provient du nom grec Hélios, le soleil. Le soleil représente le principe spirituel masculin, alors que la Terre (Gaïa) représente le principe féminin. Le soleil symbolise l'aspect « Yang » du soi et son expression dynamique individualisée : l'ego.

Le Tournesol en se développant et en s'élevant dans les hauteurs ne s'allège pas comme le font la plupart des plantes : Dans leur ascension, les feuilles s'élargissent et s'alourdissent au lieu de devenir plus petites et plus délicates. La fleur du Tournesol se caractérise par un poids élevé et par une lourdeur très terrestre qui la fait pencher vers le bas. Le Tournesol est une plante qui entraîne avec elle la matière lourde jusqu'à son apogée floral où elle rencontre la chaleur et la lumière du soleil. La signature du Tournesol se retrouve chez l'individu dans le développement égoïste du Moi, son être spirituel, qui au lieu de se dédier aux forces d'éveil spirituel, succombe à la lourdeur des forces terrestres.

L'élixir floral de Tournesol apporte une qualité d'équilibre pour corriger un excès d'égoïsme du Moi. Il s'adresse aux personnes possédant un ego trop lourd, trop prédominant, trop disproportionné.

L'élixir floral de Tournesol est corrélé à l'*équilibre de l'ego* et à l'aspect masculin de la spiritualité.

Sur le plan psychologique, l'élixir floral de Tournesol aide à résoudre les conflits avec les parents et ceux liés à l'*image parentale* (particulièrement celle du père). Il libère les tensions associées à cette image parentale et développe l'individualité. Souvent, les personnes qui ont vécu dans leur enfance des troubles liés au père, manifestent par la suite un ego déséquilibré : celui-ci pourra être écrasé (domination du père) ou au contraire excessif car développé par un grand besoin d'affirmation de soi face à un problème d'autorité parentale.

Sur un plan plus élevé, l'élixir floral de Tournesol équilibre et harmonise l'ego avec le soi spirituel. Bien entendu il ne supprime pas l'ego mais il développe une perception de sa fonction réelle, à savoir l'expression harmonieuse de notre nature spirituelle et le moyen d'oeuvrer de façon créative dans le monde.

Sur le plan physique, à l'image de la plante qui, à cause de la lourdeur de sa fleur, « courbe l'échine », l'élixir floral de Tournesol améliore la posture et régénère la colonne vertébrale. Il « redresse » l'axe vertébral et s'utilise en ostéopathie et en chiropractie.

# TREFLE ROUGE

*Trifolium pratense*
*(rouge)*

**Habitat et description** : Le Trèfle Rouge, originaire d'Europe et naturalisé ailleurs, est largement répandu dans les champs, le long des routes, sur les sols riches et profonds. Cette plante vivace, de la famille des Papilionacées, qui possède des feuilles trifoliées et des fleurs roses, rouges ou violettes qui s'épanouissent en têtes ovales, compactes, de la fin du printemps au début de l'automne.

**Histoire et tradition** : Décrit et représenté dans le Livre des Simples médecines, le Trèfle Rouge est également appelé « Trinité ». Dans le français médiéval, « Trinité » et « Herbe à la trinité » désignent également l'Anémone hépatique et la Pensée sauvage. Selon Dioscoride, médecin grec contemporain de Néron, il y a quatre sortes de Trèfle : le trèfle à trois cornes, le trèfle qui sent bon, le trèfle aigu et le quatrième que l'on appelle trèfle à lièvre, à fleur rouge et semence âpre.

**Usages phytothérapiques** : On emploie la plante fraîche et les fleurs pour leur action antispasmodique, expectorante et cicatrisante. Bien qu'elle puisse provoquer des dermatites chez le bétail, la plante fraîche est utilisée comme fourrage.

## ELIXIR FLORAL DE TREFLE ROUGE

*Calme, équilibre*

Les sens permettent à l'homme de ressentir non seulement ses propres émotions mais aussi celles qui proviennent de son environnement. Dans certaines situations de groupe, apparaissent parfois des pensées et des émotions collectives qui peuvent avoir une action déstabilisante et perturbatrice.

L'élixir floral de Trèfle Rouge protège l'individu de la peur, de la panique ou de l'hystérie collective engendrées par certains groupes ou certains états de conscience collectifs.

Cet élixir aide la personne à conserver calme et clarté d'esprit face aux émotions de masse qui sont de plus en plus présentes dans une société en pleine transformation.

L'élixir floral de Trèfle Rouge sera d'une grande utilité dans certaines situations extrêmes (conflits, désastres naturels, paniques collectives, propagandes violentes...), lorsque l'individu rique de perdre son sang-froid et de se retrouver parasité par des influences psychiques collectives négatives. Ces émotions de groupe se nourrissent souvent de la peur et de la confusion engendrées par les situations de crisees.

L'élixir floral de Trèfle Rouge aide également la personne très émotive qui voit l'avenir sous un angle catastrophique.

Rester *calme et centré* face à l'excès émotionnel de notre environnement, tel est le message de l'élixir de Trèfle Rouge.

# VALERIANE

*Valeriana officinalis*
*(blanc / rose)*

**Habitat et description** : La Valériane est originaire d'Europe et d'Asie Centrale. Elle croît dans les prairies humides, à l'orée des bois, dans les marécages, à proximité des cours d'eau, mais aussi dans les alpages de montagne jusqu'à 2000 mètres d'altitude. Les Valérianées comprennent 350 espèces. La Valeriana officinalis est une plante vivace à la forme aérienne qui a besoin d'eau pour vivre et qui peut atteindre 2 m de hauteur. Ses feuilles, opposées, ont une odeur forte et âpre, tandis que les fleurs exhalent un parfum suave et entêtant. Les fleurs, blanches ou rosées, petites et nombreuses, apparaissent du milieu du printemps au milieu de l'été.

**Histoire et tradition** : Un médecin égyptien du IXe siècle la mentionna. Très utilisée au moyen-âge, on lui attribua le pouvoir magique de chasser les Elfes. Elle possède de nombreux noms populaires : Herbe aux chats, Herbe à la femme sauvage, Herbe à la femme battue (?), Herbe de Saint Georges, Herbe aux coupures, Fu, Guérit-tout.

**Usages phytothérapiques** : La Valériane, utilisée depuis fort longtemps pour ses vertus médicinales, remédie aux problèmes nerveux et aux coliques intestinales en apportant son action tranquillisante mais non affaiblissante. On utilise la racine de Valériane pour les insomnies, les crampes et les migraines, les états anxieux et dépressifs.

## ELIXIR FLORAL DE VALERIANE

*Tranquillité, apaisement*

La Valériane se caractérise par sa longue tige verticale qui s'élance vers le ciel avec vitalité. Elle nous offre une inflorescence d'un blanc-rosé, légère et aérienne, à l'odeur délicate et entêtante, qui se dresse et se balance bien au dessus des herbes et des fleurs environnantes. Souvent placée à l'orée des bois, la Valériane réagit avec beaucoup de sensibilité aux alternances de l'ombre et de la lumière, de l'eau et de l'air, de la fraîcheur de la terre et de la chaleur de l'air. Délicatement bercée par la brise, elle semble respirer harmonieusement entre terre et ciel. Imprégnée des forces terrestres et cosmiques, elle se laisse dominer par les influences astrales au moment de la floraison tout en continuant d'exprimer ce fragile et harmonieux équilibre des forces opposées.

L'élixir floral de Valériane nous apporte ses qualités d'équilibre, de flexibilité et de douceur. Il soulage et apaise les personnes qui se sentent trop vulnérables et celles qui sont trop sensibles aux influences astrales. Il harmonise la relation corps-âme chez la personne qui manifeste une irritation du système neurosensoriel.

L'élixir floral de Valériane s'utilise pour son action tranquillisante et calmante. C'est un élixir floral qui permet également de surmonter les stress importants (anxiétés, découragement, angoisses,dépression) et qui apporte au système nerveux ses vertus apaisantes et tranquillisantes. Il équilibre le système nerveux et s'adresse aux personnes irritées, à celles dont les nerfs sont tendus ou fatigués. Il est recommandé aux personnes sujettes aux insomnies car il facilite la libération du corps astral durant la nuit. Son action en élixir floral est très proche de celle qui lui est reconnue en utilisation phytothérapeutique. Mais en élixir floral, sa qualité harmonisante et apaisante contre les déséquilibres nerveux n'a pas le caractère sédatif que l'on rencontre en utilisation classique.

# ZINNIA

*Zinnia elegans*
*(rouge)*

**Habitat et description** : Cette plante d'origine mexicaine est une grande favorite de nos jardins. Haute de 25 à 60 cm, le Zinnia est une plante annuelle, de la famille des Composées, qui fleurit de mai à octobre. Les fleurs, simples ou doubles, se présentent sous la forme de têtes aux couleurs vives et variées.

## ELIXIR FLORAL DE ZINNIA

*Rire et humour*

Au premier abord, le Zinnia ne semble pas une plante très naturelle car, avec ses couleurs excessives, elle a un côté artificiel. Son image clownesque nous relie à sa qualité intérieure.

L'élixir floral de Zinnia nous enseigne que le rire est une médecine très efficace. Le monde des enfants est le monde du jeu, dont le rire et la « légèreté » dans l'action sont deux caractéristiques importantes.

L'élixir floral de Zinnia reconnecte l'individu avec l'enfant qui existe en lui. Il s'adresse aux personnes qui ont besoin de rire, qui sont déprimées, agitées ou hypersensibles. La personne qui a besoin de l'élixir floral de Zinnia a tendance à intérioriser et à bloquer l'expression de ses sentiments.

L'élixir de Zinnia aide les adultes qui ont des problèmes de communication avec leurs enfants. Sur le plan physique, il relâche les tensions dans le corps en favorisant le rire profond, celui qui part du ventre.

*Rire* et *légèreté* sont les messages spécifiques de cet élixir floral.

TROISIEME PARTIE

# GUIDE PRATIQUE D'UTILISATION

## CHAPITRE 10

# LA PREPARATION DES ELIXIRS FLORAUX

### *L'élixir-mère*

L'élixir-mère est la préparation de base à partir de laquelle sont élaborés les élixirs floraux qui sont distribués. L'élixir-mère n'est jamais utilisé directement par l'utilisateur, il ne sert qu'à la préparation des élixirs floraux.

La méthode de préparation sur le plan technique et matériel n'est, en aucune façon, l'aspect essentiel du processus mis en oeuvre. C'est en quelque sorte la partie visible de l'iceberg. En sous-jacence de la méthodologie technique se déroule un processus vivant et dynamique dans lequel le préparateur joue un rôle fondamental, comme nous l'avons vu au chapitre 6. Le strict respect de la technique de préparation, décrite ci-dessous, n'est pas suffisant pour réaliser un véritable élixir floral. Le préparateur doit parfaitement connaître la plante et les facteurs environnementaux nécessaires à la réalisation d'un élixir floral. Par son appréhension des forces élémentales, par sa compréhension des énergies subtiles mises en oeuvre, il est l'élément catalyseur qui favorise le transfert du message essentiel de la plante à l'élixir floral.

L'élixir-mère est préparé directement sur le lieu d'habitat de la plante choisie. Les fleurs, à la floraison optimum, sont cueillies puis immédiatement placées à la surface de l'eau contenue dans un bol en verre transparent. Reposant à la surface de l'eau, elles recouvrent toute la surface du bol et elles sont laissées à l'air libre, sous les rayons directs du soleil pendant quelques heures. Ensuite le liquide est recueilli et filtré avant d'être introduit dans un flacon rempli déjà à moitié d'alcool.

Quelques ustensiles sont donc nécessaires pour réaliser un élixir-mère. Ils doivent être de qualité irréprochable.

Pour faciliter la coupe des fleurs, qui s'effectuera au niveau du pédoncule, il est recommandé d'utiliser des cristaux de quartz blanc, des ciseaux en métal noble ou une feuille cueillie de la même plante, afin d'éviter le contact de la peau avec la fleur et avec l'eau. Les cristaux de quartz sont conseillés car leurs arêtes tranchantes facilitent la cueillette de la fleur. Il suffit de placer le pédoncule entre deux petits cristaux effilés et de presser les deux cristaux l'un contre l'autre pour obtenir une coupe franche et précise. Ensuite, les deux cristaux maintenus serrés l'un contre l'autre permettent de transporter aisément la fleur jusqu'au bol. Les cristaux doivent être purifiés avant d'être réutilisés pour la préparation d'un nouvel élixir-mère. Pour cela, il suffit de les recouvrir de sel marin non raffiné pendant 24 heures ou encore de les placer dans une eau vive pendant 15 minutes.

Le bol en verre transparent doit être simple, sans motif. Il est posé à proximité de l'arbre ou des plantes utilisées pour la préparation de l'élixir-mère, directement sur la terre ou sur une surface naturelle telle que la pierre ou le bois. Il n'est pas nécessaire d'avoir un bol de grande taille pour préparer un élixir-mère, un diamètre de 15 à 20 centimètres étant largement suffisant.

L'eau utilisée doit être une eau de source pure, faiblement minéralisée. En France, les eaux du Mont-Roucous et de Volvic, distribuées commercialement, sont satisfaisantes. Si vous récupérez votre propre eau de source, assurez-vous qu'elle ne soit ni polluée ni fortement minéralisée. La qualité de l'eau est essentielle car une eau polluée, même légèrement, n'est pas en mesure de recevoir la structure vibratoire de la fleur.

Après quelques heures d'exposition au soleil, trois ou quatre heures en moyenne, le liquide est filtré sur un entonnoir en verre ou en pyrex portant un filtre naturel. Vous pouvez utiliser un filtre en coton ou en papier à condition que ce dernier ne soit pas blanchi au chlore et ne contienne pas d'additifs chimiques. Il est possible également d'utiliser une feuille ou une tige de la même plante pour retirer les fleurs de l'eau ainsi que les insectes qui ont pu tomber dans l'eau. Le filtre néanmoins est recommandé car il permet d'éliminer les microparticules, poussières ou pollens, qui se trouvent en suspension dans l'eau.

L'eau du bol est directement filtrée avec l'entonnoir lorsque vous la transvasez dans la bouteille en verre ambré qui accueille la préparation. Avant de verser l'eau dans la bouteille, assurez-vous qu'elle contienne déjà 50% d'alcool, en l'occurrence du cognac qui est un excellent conservateur naturel. Ainsi, la structure vibratoire de la fleur, contenue dans l'eau infusée, ne sera pas transmise à la bouteille de cognac qui pourra servir à la conservation d'autres élixirs-mères. Le flacon utilisé, en verre de couleur ambrée ou bleue, doit être neuf et très propre. Il est recommandé de le stériliser par ébullition.

Le bol et l'entonnoir doivent être soigneusement stérilisés après chaque préparation pour pouvoir être réutilisés. La stérilisation est nécessaire car elle purifie les matériaux et leur évite de conserver l'empreinte vibratoire de la préparation. Le plastique est à proscrire formellement. Stérilisez votre verrerie dans un récipient spécialement destiné à cet effet, avec couvercle et qui ne contienne pas d'aluminium.

Lorsque le flacon contient la moitié de cognac et la moitié d'eau infusée, vous procédez à la dynamisation par succussion. Cette agitation, cette mise en mouvement du liquide, facilite le mélange de l'eau et du cognac et surtout génère un rythme interne qui éveille et sensibilise durablement l'élixir-mère aux forces déviques. Elle s'effectue en douceur et en conscience.

Les fleurs qui ont servies à la préparation, quant à elles, retournent à la terre.

## *Les élixirs floraux*

### La Première Dilution

L'élixir floral est une préparation liquide réalisée directement à partir de l'élixir-mère. Il est obtenu en intégrant sept gouttes d'élixir-mère dans un flacon de 30ml contenant 1/3 de cognac et 2/3 d'eau de source pure, puis en dynamisant le mélange. Cette dynamisation consiste, dès que les gouttes d'élixir-mère ont été introduites, à agiter le flacon pendant trente secondes, afin de potentialiser l'élixir. La préparation ainsi obtenue est appelée « Première Dilution » (« Stock bottle » en anglais). Tous les élixirs floraux distribués commercialement à travers le monde, y compris les remèdes de Bach, sont des « Premières Dilutions ».

### La Seconde Dilution

L'élixir floral en seconde dilution s'obtient en plaçant quelques gouttes (de 4 à 7) de l'élixir floral commercialisé, dans un flacon de 30 ml contenant 75% d'eau de source pure et 25% d'alcool. L'alcool, qui sert de conservateur, peut être du cognac ou un alcool de fruit quelconque mais attention, les alcools de fruits à noyaux sont à éviter. Les quelques gouttes de l'élixir de première dilution seront placées dans un flacon contenant déjà le mélange eau-alcool puis la préparation sera secouée manuellement pendant trente secondes pour être dynamisée. La verrerie utilisée doit être stérilisée par ébullition avant usage. Les eaux de source du Mont-Roucous et de Volvic sont recommandées.

### Quel niveau de dilution choisir ?

Pendant plusieurs décennies, les élixirs floraux ont surtout été utilisés en seconde dilution, c'est-à-dire en préparant soit même son flacon à partir de l'élixir commercialisé. On assiste depuis le début des années 1980 à un net renversement de tendance. Les élixirs floraux sont désormais généralement employés en première dilution, c'est-à-dire directement à partir de la préparation concentrée, telle qu'elle est proposée. La majorité des thérapeutes préconise l'utilisation en première dilution. L'efficacité et la rapidité d'action des élixirs floraux est en effet nettement accrue lors d'une utilisation en première dilution. En outre, l'utilisation directe en première dilution évite des manipulations du produit, qui risquent d'affaiblir la qualité vibratoire du remède si elles ne sont pas réalisées correctement. La première dilution peut être remplacée par la seconde dilution chez les personnes très sensibles qui réagissent très rapidement et très intensément aux élixirs floraux. Bien que la vibration spécifique, le message essentiel de l'élixir soit transmis quel que soit la dilution utilisée (première ou seconde), je recommande d'utiliser les élixirs floraux en première dilution, c'est-à-dire tels qu'ils sont proposés sur le marché.

Les utilisateurs en seconde dilution se basent, disent-ils, sur les conseils du Dr. Bach. Mais une étude attentive montre que Bach lui-même n'a pas laissé d'indications précises sur une utilisation en seconde dilution. Une modification de terminologie serait à l'origine de cette confusion. De 1932 à 1936, Bach publia six textes relatant l'évolution de ses recherches. Il aimait à la fin de chaque texte, préciser dans le détail les modalités de préparation de l'élixir-mère, qu'il appelait à l'époque le « stock bottle », afin que cette méthode de guérison fût accessible au plus grand nombre possible de personnes. Il ne fait aucun doute que Bach ne parla, à la fin de chaque texte, que du prélèvement de quelques gouttes de l'élixir-mère afin de dynamiser un flacon qui servirait directement au traitement du malade. Il est intéressant de souligner qu'à cette époque, les pharmacies vendaient de l'élixir-mère, puisque, selon Nora Weeks, c'est Bach lui-même qui fournissait directement ces pharmacies. Une lecture attentive du chapitre sur les méthodes de préparation dans l'ouvrage « La guérison par les fleurs[1] » ne montre aucune mention de la seconde dilution. La confusion provient en partie du fait que le terme « stock bottle » que Bach utilisait expressément pour désigner l'élixir-mère est maintenant le terme adopté par les fabricants et distributeurs d'élixirs floraux pour désigner le flacon de première dilution, que ce soit aux U.S.A, en Australie, en Grande-Bretagne et dans le reste de l'Europe.

## *Les complexes floraux*

Un complexe est une combinaison de plusieurs élixirs floraux dans un même flacon. Les élixirs floraux sont souvent utilisés en combinaisons mais il est conseillé de ne pas mélanger trop d'élixirs floraux à la fois. On peut ainsi facilement combiner 3 à 5 élixirs floraux dans un flacon de 30 ml. Un nombre plus important d'élixirs tend à « embrouiller » le processus thérapeutique. Actuellement,

---

1. *« La guérison par les fleurs »*, Dr Edward Bach — Ed. Le Courrier du Livre.

les personnes qui utilisent les élixirs floraux ne les considèrent généralement pas comme des substances classiques et elles acceptent de plus en plus d'accompagner la prise des élixirs floraux, d'un travail sur soi, actif et conscient. Il est beaucoup plus facile de se focaliser sur les aspects positifs d'un nombre limité d'élixirs plutôt que de se laisser disperser par un trop grand nombre d'élixirs qu'il sera alors difficile de relier précisément à son état d'être. Une combinaison de quelques élixirs favorise également la reconnaissance des effets de tel ou tel élixir sur la personne.

Dans certaines situations, il est plus approprié d'utiliser un seul élixir, en particulier lorsque l'on souhaite travailler sur un problème spécifique ancré très profondément chez un individu.

## *Les élixirs floraux sans alcool*

Le Dr. Bach utilisa le brandy comme conservateur pour ses remèdes floraux. Plus d'un demi-siècle d'utilisation ont montré que le brandy et le cognac sont d'excellents produits pour conserver le message subtil et les propriétés des élixirs floraux. Le taux d'alcool varie selon les marques d'élixirs floraux. Certains sont proposés dans une base d'alcool pur (100% de cognac dans un flacon). D'autres sont préparés dans une base eau-cognac (30% de cognac biologique et 70% d'eau de source[2]) suffisamment alcoolisée pour permettre une conservation sur plusieurs années.

Beaucoup de personnes hypersensibles à l'alcool (les enfants, les personnes en cours de désintoxication,...) souhaitent bénéficier elles aussi des bienfaits des élixirs floraux. Pour celles-ci, la présence d'alcool dans les flacons peut être un réel problème. Afin de l'éviter, l'utilisateur peut avoir recours aux possibilités suivantes :

• Elixirs floraux à la sève d'érable : depuis quelques années, de nouveaux supports non alcoolisés sont testés. Ceux-ci doivent être capables de recevoir et de conserver le message essentiel des fleurs. La sève d'érable est un nouveau conservateur naturel pour les élixirs floraux. C'est une substance vivante qui nécessite néan-

2. Les laboratoires DEVA préparent leurs élixirs floraux dans une base eau-alcool titrant 14° (au lieu de 40° pour les remèdes de Bach).

moins certaines précautions de conservation. L'élixir à la sève d'érable doit être maintenu à une température ne dépassant pas 10°, au bas de la porte de son réfrigérateur par exemple. Il n'est pas conseillé de le transporter en permanence sur soi afin d'éviter le contact du liquide avec la tétine en caoutchouc du compte-gouttes. Ce support non alcoolisé n'intervient que lors de la première dilution.

• Elixirs floraux dans une base d'huile végétale. Il est essentiel de choisir une huile végétale vierge de première pression à froid et de qualité biologique. Les huiles d'olive, de bourrache, de germes de blé, de pépins de courge sont satisfaisantes. Le support huileux est surtout intéressant pour l'utilisation des élixirs floraux en application externe.

• Utilisation en seconde dilution : en diluant 7 gouttes de l'élixir floral dans un flacon de 30ml rempli uniquement d'eau de source pure. Maintenue au frais, la préparation ainsi obtenue conservera ses propriétés pendant une période limitée (de 7 à 10 jours environ). Pour une plus longue conservation, il est recommandé d'utiliser le vinaigre de cidre ou la glycérine, à raison de 3 cuillères à café dans un flacon de 30 ml. Le flacon sera complété bien entendu avec de l'eau de source. N'oublions pas que l'utilisation en seconde dilution diminue, dans un certain nombre de cas, l'efficacité des élixirs floraux.

CHAPITRE 11

# LA SELECTION DES ELIXIRS FLORAUX

Les élixirs floraux sont considérés et utilisés en tant que remèdes, par les thérapeutes expérimentés qui maîtrisent parfaitement leur discipline et qui savent établir un diagnostic. En aucun cas, le profane ne doit se substituer au thérapeute et tenter d'établir un diagnostic sur lui-même ou sur un proche lorsqu'il y a présence d'un sérieux déséquilibre physique, mental ou émotionnel. Par contre, dans un certain nombre de situations courantes, en particulier dans le contexte familial, il est possible d'employer les élixirs floraux et de les utiliser en tant que catalyseurs d'évolution intérieure et de transformation personnelle.

Lorsque l'on découvre pour la première fois les Elixirs Floraux, il est fréquent de se sentir submergé par le nombre de remèdes disponibles et par la variété de leurs caractéristiques. S'adressant fondamentalement à la dimension de l'âme, à la personnalité de l'être humain, ils concernent des situations que nous avons tous vécues, pour la plupart d'entre nous, à un moment ou à un autre de notre vie. En découvrant les propriétés des élixirs floraux, le lecteur a généralement le sentiment qu'il a besoin de prendre immédiatement au moins la moitié des remèdes car il s'identifie très fortement à eux. Pour cette raison le néophyte aura quelques difficultés à sélectionner avec précision le ou les élixirs dont il aura besoin à un moment donné. Cette réaction n'est pas surprenante, elle montre la beauté et la simplicité des élixirs floraux. Directement, nous rattachons les caractéristiques des remèdes à notre personnalité, à notre état d'âme. Ceux-ci élargissent notre compréhension de la nature humaine.

Lorsque Bach commença à s'intéresser aux vertus thérapeutiques des fleurs, il souhaitait avant tout développer un système de santé qui puisse être facilement utilisé et compris par tous ceux qui sont à la recherche d'une meilleure santé, d'un meilleur équilibre global. Comme nous l'avons déjà fait remarquer précédemment, les élixirs floraux, du fait de leur non-toxicité, peuvent être utilisés par tous et ne nécessitent pas d'être placés hors de portée de main des enfants quant au risque encouru. Le néophyte pourra se lancer dans une utilisation personnelle sans risques car s'il se trompe dans sa sélection, il n'y aura aucune conséquence néfaste venant du produit. Un élixir floral non adapté au besoin de la personne ne rentrera pas en résonance avec son système énergétique et ne déclenchera aucune réaction, ni négative, ni positive. Par contre des problèmes peuvent se poser si le débutant joue à l'apprenti-thérapeute en décidant d'utiliser les élixirs floraux pour résoudre des maladies ou des déséquilibres psychiques conséquents. Comme le mentionnait Bach, en cas d'erreur de diagnostic, le pire qui puisse arriver est de ne pas avoir de résultats. Les élixirs floraux ne peuvent donc en aucun cas remplacer d'autres supports thérapeutiques s'avérant plus adaptés pour traiter un problème spécifique que seul le praticien averti sera capable d'évaluer correctement.

Le choix d'élixirs floraux pour notre usage personnel peut se faire de deux manières : individuellement ou par l'intermédiaire d'un thérapeute, d'un ami, d'un proche.

Nous savons que les élixirs floraux peuvent s'expérimenter de diverses façons : en tant que remèdes, ils s'adressent aux conflits internes, aux blocages émotionnels, aux comportements figés et aux problèmes physiques qui en découlent. En tant que catalyseurs d'évolution et de transformation, ils éveillent les capacités latentes, les potentialités de l'individu et lui permettent d'avancer sur son propre chemin évolutif. Il ne faut pas hésiter à faire appel à un thérapeute lorsque nous débutons avec les élixirs ou lorsque nous souhaitons utiliser les élixirs floraux pour remédier à un déséquilibre qui se manifeste dans la maladie physique ou psychosomatique. En outre, s'il est aisé de reconnaître des situations psychologiques d'exception, telles que la peur, l'indécision ou le chagrin, il est beaucoup plus difficile d'évaluer des traits de personnalité qui ne se manifestent pas directement mais qui peuvent néanmoins jouer un rôle essentiel dans la vie d'un individu. Percevoir son état d'âme, reconnaître ses traits de caractère est loin d'être aisé car souvent nous refusons de voir (ou nous ne pouvons pas voir) nos dysharmonies intérieures.

L'auto-sélection des élixirs floraux favorise un processus d'introspection qui conduit la personne vers une rencontre avec elle-même. Utilisés comme catalyseurs d'évolution, les élixirs floraux aident à avancer sur le chemin de la connaissance de soi. Ils amènent l'individu vers une plus grande responsabilité, vers une meilleure compréhension de son existence et de sa santé. Lorsque l'on sélectionne pour soi des élixirs, il est intéressant de relier les qualités des élixirs aux différents états d'âme que nous avons pu expérimenter au cours de notre existence. En nous remémorant les périodes critiques du passé (crises, traumatismes, transitions), en nous souvenant de nos attitudes et de nos comportements durant ces moments difficiles,nous pouvons mettre à nu les faiblesses, les limites et les traits de caractère prévalant à ce moment-là et les correler aux qualités des élixirs floraux. Apprenons aussi à observer nos réactions dans certaines circonstances telles que la fatigue, les périodes de stress ou de transition. C'est généralement lors de ces moments critiques que notre véritable personnalité est mise à nu.

Le thérapeute confirmé dans sa pratique des élixirs floraux est une personne qui connaît les élixirs et qui les a expérimentés sur lui-même à plusieurs reprises. En effet, c'est en observant sur soi les effets des élixirs que l'on peut réellement comprendre leur action et leurs effets. Le thérapeute qui conseille des élixirs floraux devra accorder une grande importance à l'entretien qu'il aura avec son patient. Il découvrira beaucoup d'informations dans les mots, les gestes et le comportement de son patient : la façon de parler, le ton utilisé, le choix des formulations, l'aspect extérieur donnent des indications précieuses sur son état d'âme. Bach disait qu'il faut soigner la personne et non pas la maladie. Dans cette approche globale de l'individu, le thérapeute ne s'intéressera pas qu'aux symptômes physiques et psychiques de son patient. Il lui demandera également quelle est sa vision de la vie, comment se considère t'il lui-même, à quoi est-il confronté actuellement, etc. Au-delà des techniques de conseil éprouvées, la règle essentielle est d'écouter calmement et de bien observer la personne pendant qu'elle parle. Enfin, il faut mentionner l'intention qui est un facteur considérable dans tout travail de guérison. L'utilisation des élixirs floraux sera d'autant plus raffinée que la conscience du thérapeute sera évoluée.

Lorsque nous conseillons des élixirs floraux, nous devons nous ouvrir à la condition de la personne qui est face à nous et qui a besoin de notre aide. Les élixirs floraux parlent à l'âme humaine. Ils doivent être prescrits par des personnes qui savent ouvrir leur coeur à la souffrance des autres. Pour établir un bon diagnostic, le thérapeute doit avant toute chose considérer sa propre condition et s'assurer d'être bien « centré ». Un véritable échange s'effectue dans l'ouverture et dans la confiance. Pour cela il est essentiel de ne pas considérer la personne qui est en face de soi comme un cas à traiter mais comme un être humain, égal à soi. Une véritable compréhension de l'autre ne se fait jamais intellectuellement. Il faut apprendre à « sentir » la personne et découvrir la réalité profonde qui se cache au-delà des mots. Il me semble important, dans la mesure du possible, de faire participer activement la personne qui va recevoir les élixirs floraux. Elle doit coopérer, comprendre le rôle des élixirs floraux et connaître ce qu'elle va prendre.

Les élixirs floraux nous amènent vers une nouvelle compréhension de la santé. Nous devons considérer la maladie comme un état de déséquilibre dont nous sommes, tout au moins en partie, responsables. En comprenant et en acceptant notre condition, nous percevons alors que la guérison vient du plus profond de nous-mêmes.

## *Les méthodes de sélection*

Il existe différentes méthodes pour sélectionner les élixirs floraux. Il faut distinguer la méthode rationnelle des méthodes intuitives ou énergétiques.

L'approche rationnelle utilise l'intellect. L'étude des caractéristiques de chacun des élixirs floraux permet de se familiariser avec leur qualités et de comprendre leur champ d'action. La lecture des descriptions permet de rattacher un ou plusieurs élixirs à une situation spécifique ou à une personnalité précise. Il est souhaitable de décider ce qui est ou apparaît le plus urgent et le plus important. Etant donné la complexité de la personnalité humaine, l'utilisation simultanée de plusieurs élixirs floraux est souvent requise (voir page 233). La nature bipolaire d'un élixir floral permet de l'aborder soit par la qualité positive qui lui est associée, soit par le déséquilibre ou l'état perturbé auquel il s'adresse. En partant de la qualité positive, on peut mettre à jour le comportement mental ou émotionnel qui empêche l'expression de cette qualité. En partant de la souffrance ou du déséquilibre exprimé par le patient, il est possible de découvrir la qualité qui a besoin d'être développée.

Il existe différentes techniques de diagnostic extra-sensorielles permettant de compléter l'approche rationnelle classique. Les plus utilisées sont la kinésiologie, la radiesthésie, la pulsologie. La kinésiologie[1] utilise les tests musculaires et permet de communiquer directement avec le corps. Selon l'approche kinésiologique, les stress physiques mais aussi biochimiques, mentaux et émotionnels laissent leur empreinte dans la structure musculaire. Ces stress peuvent résulter de traumatismes anciens , parfois oubliés du conscient. Le test kinésiologique consiste à poser une question et à laisser le corps y répondre, par l'intermédiaire de pressions spécifiques exercées sur certains muscles. Selon le type de réaction musculaire, forte (verrouillage) ou faible (relâchement), le corps donnera des indications sur ses déséquilibres internes et sur ses besoins. Les élixirs floraux les plus appropriés seront ainsi directement choisis en fonction de la réponse musculaire de l'individu. La radiesthésie utilise le pendule qui est un « amplificateur de l'intuition ». Cet outil permet au radiesthésiste de tester les élixirs floraux en terme d'attraction ou de rejet vibratoire.

Les techniques citées ci-dessus sont un complément très intéressant pour le diagnostic, à condition qu'elles soient parfaitement maîtrisées, ce qui n'est malheureusement pas souvent le cas chez les débutants ou chez ceux qui ne sont pas praticiens de santé. En outre, si elles s'intéressent à la dimension physique, énergétique (éthérique) et à la sphère mentale et émotionnelle de l'individu, elles n'intègrent pas toujours la totalité de l'âme humaine, en particulier dans sa dimension spirituelle. Elles ont un intérêt limité lorsque l'on utilise les élixirs floraux, non pas pour faire face à des déséquilibres intérieurs, mais pour avancer sur son propre chemin évolutif.

L'entretien que le thérapeute aura avec son patient doit intégrer l'approche rationnelle et intuitive.

---

1. Nous recommandons la lecture de l'ouvrage de F. Potschka : « *Toute la kinésiologie* », aux Editions Le Souffle d'Or.

La compréhension des élixirs demande non seulement une étude attentive de leurs qualités mais aussi une vue pénétrante des problèmes psychologiques à résoudre ainsi que l'observation attentive des remèdes sur soi et sur les autres. Le temps, l'expérience, la pratique développent ce type de compréhension globale des élixirs. L'intuition directe peut ensuite entrer en action. L'approche intuitive directe consiste à se laisser guider par son intuition vers telle ou telle fleur (élixir). Pour développer l'aspect intuitif, il est important de consacrer certains moments de la journée au silence et à la réflexion intérieure. Ainsi, méditer devant une fleur utilisée en élixir floral ou même devant l'image de cette fleur, permet d'établir un contact subtil avec l'âme de la plante qui développe la compréhension de la plante et de la qualité qu'elle nous apporte à travers l'élixir floral.

La nature humaine évolue par expériences successives. Ces expériences façonnent la personnalité et lui permettent d'évoluer en tirant les leçons de la vie. Certaines de ces expériences sont difficiles à vivre et génèrent de la souffrance car la personnalité a du mal à les intégrer. L'être humain affronte ces épreuves avec différents types de comportement qui sont conditionnés par son tempérament, par sa culture et par ses expériences passées. Les élixirs floraux apportent leur aide pour surmonter les difficultés de la vie. Ils harmonisent les différents constituants de la personnalité (mental, émotions...) et empêchent le déséquilibre émotionnel, le stress interne de s'installer durablement. Souvent la maladie n'est que la cristallisation dans le corps physique d'un état d'âme perturbé. Les élixirs floraux empêchent cette cristallisation de s'effectuer en apportant leurs qualités d'équilibre et d'harmonie.

Si seuls la pratique et le développement de la connaissance des élixirs permettent d'approfondir le diagnostic, il ne faut pas se sentir bloqué par les propos ci-dessus qui pourraient apparaître quelque peu restrictifs à certains. Rappelons-nous le message de simplicité apporté par le Dr Bach. Les fleurs, à travers les élixirs floraux, nous apportent leur message d'Amour et de transformation. Associés à des éléments purs et naturels, les élixirs floraux ne sont pas nocifs. N'hésitons pas à les utiliser pour harmoniser nos états d'âme et pour nous conduire vers une vie responsable. Apprenons à reconnaître nos états d'esprit négatifs et faisons appel aux qualités des élixirs dès que les difficultés sont reconnues, sans attendre que la maladie ou le déséquilibre s'installe ! Les élixirs floraux ont un rôle préventif essentiel à jouer. En nous conduisant vers notre véritable nature, ils amènent un état de santé supérieur.

CHAPITRE 12

# L'UTILISATION DES ELIXIRS FLORAUX

## *Les méthodes d'utilisation*

### L'ingestion orale

La méthode la plus pratique et la plus utilisée est l'ingestion orale : quelques gouttes de l'élixir floral (ou du complexe), avec l'aide du compte-gouttes, directement dans la bouche, sous la langue ou dans un verre d'eau, plusieurs fois par jour. Il est conseillé de secouer le flacon avant chaque utilisation, pendant quelques secondes, afin d'activer la force vitale du remède. Il est également recommandé de conserver les gouttes de l'élixir floral sous la langue pendant quelques instants avant de déglutir (10 secondes environ). Veuillez éviter le contact du compte-gouttes avec la bouche afin de ne pas provoquer de contamination bactérienne dans le flacon susceptible d'affaiblir rapidement le remède.

Le nombre de gouttes utilisées à chaque prise est secondaire (de 4 à 7 gouttes). Le nombre de prises durant une journée importe beaucoup plus. Lors de chaque prise, il est recommandé au mental de se focaliser sur le processus transformateur souhaité. Le dosage habituel consiste à prendre l'élixir floral 3 ou 4 fois par jour, sur un rythme régulier (au réveil, à midi, en milieu d'après-midi, au coucher).

La prise du matin et celle du soir sont les plus importantes de la journée. Le tout début de la journée, lorsque nous nous réveillons, et le moment du coucher, lorsque nous nous apprêtons à nous endormir, sont deux moments favorables pour prendre les élixirs floraux. Il est conseillé de placer le flacon sur la table de nuit afin de prendre la première prise dès le réveil, lorsque nous sommes dans un état réceptif et relaxé. Lorsque l'âme humaine sort du monde des rêves, le subconscient est plus accessible et le message des élixirs floraux nous imprègne plus profondément à ce moment privilégié.

Les prises de la journée doivent s'effectuer à distance des repas et de préférence avant. Vous pouvez effectuer la prise dix à quinze minutes avant le début du repas. Bien qu'aucune substance ne semble contrecarrer l'influence des élixirs floraux, il est recommandé de s'abstenir de l'alcool, du tabac ou de café au moment de la prise des élixirs.

Des prises plus fréquentes plutôt qu'une augmentation des quantités sont conseillées dans les situations aiguës. La qualité thérapeutique transmise par un élixir floral ne se situe pas sur le plan physique ou biochimique. Ce n'est pas en augmentant la dose que l'on accroît l'effet de l'élixir. L'eau et l'alcool servent de support à la structure énergétique d'une fleur particulière, qui est transmise au moment de la prise, quelque soit la quantité ingérée. En d'autres termes, le message de la plante s'exprime par une information vibratoire qui résonne chez la personne disposée à la recevoir. Que vous preniez, au moment d'une prise, 4 gouttes ou 40 gouttes de l'élixir, l'intensité de cette information est toujours la même. Il est plus judicieux d'augmenter le nombre de prises car, à ce moment-là, l'ancrage de l'information s'intensifiera, la résonance entre la personne et le remède s'accentuera. Pour mieux comprendre cette information qui circule entre l'élixir floral et l'individu, nous pouvons la comparer à cet échange qui s'effectue lorsque nous écoutons une oeuvre musicale qui nous touche profondément. La musique est l'expression sonore d'une suite de notes composées par le musicien et possédant un rythme, un tempo particulier. Cette vibration acoustique qui atteint nos oreilles sert de support au message apporté par le musicien. C'est une information qui résonne au coeur de l'âme, qui nous touche et nous émeut. Son intensité à nous émouvoir ne dépend pas du niveau sonore, de l'augmentation du nombre de décibels reçus par l'oreille. Par contre, la répétition de l'écoute nous fait découvrir progressivement les subtilités de l'oeuvre musicale qui nous pénètre alors plus intensément. Il en est de même du message de la fleur, qui, pour résonner puissamment au coeur de l'âme, a besoin d'être reçu à de nombreuses reprises.

### L'application externe

Bien que la méthode d'utilisation des élixirs floraux la plus commune soit l'ingestion orale, il est possible de bénéficier de leur action par l'usage en application externe. Lors d'une utilisation en application externe, le message des élixirs floraux est acheminé par les tissus cutanés avant de manifester son influence sur la conscience de l'individu. Le simple contact avec la peau suffit pour que l'élixir floral affecte la conscience humaine. Si l'on souhaite que l'élixir floral agisse plus particulièrement sur une partie spécifique du corps, il est conseillé d'avoir recours à un catalyseur tel que la chaleur, qui augmentera la pénétration et la rapidité d'action des élixirs. Il est possible de réchauffer la partie du corps devant accueillir les élixirs floraux en plaçant sur la peau une serviette chaude, une bouilloire d'eau chaude ou en massant délicatement la zone concernée avec les paumes des mains que l'on aura vigoureusement frottées l'une contre l'autre auparavant. Lorsque la peau est chaude, il suffit de placer une dizaine de gouttes d'élixir floral dans la main et de masser doucement la zone concernée. Le massage doit être très doux car il ne s'agit pas de faire pénétrer dans la peau une substance qui agit directement sur le plan physique. Je le répète, le simple contact des gouttes d'élixirs floraux avec la peau réchauffée suffit pour transmettre le message de la plante à la personne.

Par exemple, l'élixir floral de Coeur de Marie, en liaison avec le centre cardiaque (Anahata chakra) pourra ainsi être appliqué sur le coeur et adoucira souvent les battements du coeur physique tout en engendrant un profond sentiment de paix intérieure. L'élixir floral de Camomille est recommandé sur l'estomac et sur le plexus solaire pour atténuer le stress émotionnel situé dans la zone digestive, tandis que l'élixir de Capucine sera placé sur le front pour soulager les maux de tête provoqués par un excès de travail mental et intellectuel.

Bien entendu, il est possible d'intégrer les élixirs floraux dans une huile de massage. Cette huile doit être de première pression à froid et de qualité biologique. Le rôle de la chaleur comme catalyseur là aussi est essentiel : l'huile sera réchauffée avant d'être appliquée sur la peau. On évitera ainsi le choc thermique qui dresse une barrière vibratoire entre le corps et l'élixir floral.

Nous pouvons verser quelques gouttes d'élixir floral dans les paumes des mains, puis les frotter vigoureusement l'une contre l'autre afin d'activer l'élixir. Cette forme de dynamisation permet de projeter le message énergétique de l'élixir au travers des mains.

Il faut mentionner certaines parties du corps extrêmement sensibles qui sont très réceptrices aux élixirs floraux : le pouls du poignet, les tempes, les ganglions lymphatiques, les lèvres, les zones du corps correspondant aux centres énergétiques (chakras), la paume de la main et la plante du pied. Il est conseillé d'appliquer les élixirs floraux sur ces parties du corps, en particulier les plantes des pieds, les pouls ou les tempes, lorsqu'une personne refuse l'ingestion orale ou n'est pas capable d'ingérer l'élixir.

Les thérapeutes qui effectuent un travail sur le corps trouvent un grand intérêt aux élixirs floraux qui complètent remarquablement leur propre approche thérapeutique.

### Les bains

Tous les élixirs floraux peuvent être utilisés en bains. L'eau est un excellent conducteur qui transmet directement le message de l'élixir floral au corps astral. Dans le bain, la structure vibratoire du remède ne passe pas par le corps physique. La méthode par le bain est particulièrement intéressante pour les enfants et lorsqu'un besoin de nettoyage intérieur, de purification, se manifeste.

Quelques gouttes (7 à 20) d'élixir floral sont suffisantes pour l'eau d'une baignoire. Si l'on souhaite intégrer plusieurs élixirs floraux dans le bain, il suffit de placer dans l'eau sept gouttes de chacun des élixirs floraux. Ensuite agitez l'eau pendant quelques minutes en dessinant le signe de l'infini, le huit renversé, avec l'aide de votre bras. Cette dynamisation augmente la réceptivité de l'eau au remède. L'eau du bain doit être de bonne qualité. L'idéal (difficile à réaliser !) est une eau de source ou une eau de torrent de montagne que l'on réchauffera à la température du corps. En ville, nous pouvons purifier l'eau en y ajoutant le jus de deux citrons pressés.

Avant de s'immerger dans ce type de bain thérapeutique, il est recommandé de prendre une douche car le corps doit être très propre. Une fois dans le bain, le corps doit être immergé au maximum. La durée du bain est de vingt minutes environ et pour cela il est préférable que l'eau ne soit pas trop chaude. Des huiles essentielles peuvent être ajoutées à l'eau du bain sans contrecarrer l'effet des élixirs mais il est préférable d'utiliser une huile essentielle en harmonie avec l'élixir floral utilisé.

Les bains doivent être pris sur un rythme régulier, une fois tous les trois ou quatre jours au minimum, sur un cycle de 21 jours et si possible le matin lorsque l'énergie vitale est forte.

### Le spray

Les élixirs floraux peuvent être utilisés en vaporisation dans certaines situations spécifiques. Pour cela il est conseillé d'utiliser un spray que l'on remplira d'eau de source pure à laquelle seront ajoutées sept gouttes d'élixir floral. Ainsi les élixirs d'Achillée, de Menthe Pouliot, de Trèfle Rouge ou de Millepertuis apportent leurs qualités de protection dans un environnement perturbé. Certains lieux peuvent être assainis en utilisant les élixirs floraux de cette façon. Le mélange eau-élixir devra être renouvelé chaque jour.

Cette technique est recommandée également pour traiter les animaux qui refusent d'être approchés : un chien agressif, un chat ou un cheval effrayé par exemple. On peut vaporiser directement dans la gueule de l'animal mais il faudra veiller à respecter l'intégrité de l'animal et ne pas pulvériser directement le mélange eau-élixir dans les oreilles, les naseaux ou sur le museau. De nombreux vétérinaires apprécient cette méthode d'utilisation.

Le diffuseur d'arômes, généralement utilisé pour diffuser les huiles essentielles, est un excellent moyen pour la dispersion dans l'espace des élixirs floraux. Il projette l'élixir floral sous forme de micro-goutelettes, plus fines que celles qui sont relâchées par le spray et facilite ainsi une meilleure diffusion. Afin d'éviter tout parasitage électrique, seuls les diffuseurs dont le moteur est séparé du tube pulvérisateur doivent être utilisés.

## *La durée d'utilisation*

En fonction de la problématique posée, les élixirs floraux s'utilisent par cycles ou de façon ponctuelle.

**L'utilisation par cycles**

Les élixirs floraux s'utilisent généralement par cycles de 2 à 4 semaines. La quantité d'élixir floral contenue dans un flacon de 30 ml permet la prise de l'élixir sur une période de 4 semaines, à raison de 4 prises de 4 gouttes par jour. Cette période de 4 semaines correspond chez l'individu au cycle émotionnel et s'adresse aux personnes qui veulent transformer des déséquilibres intérieurs existant depuis longtemps. Des transformations peuvent évidemment se manifester bien avant la fin d'un cycle mais il est souvent nécessaire de poursuivre la prise de l'élixir floral jusqu'à la fin du cycle afin que le message de l'élixir puisse s'ancrer durablement dans la psyché de la personne. Ceci est d'autant plus valable lorsque l'on s'adresse à des blocages émotionnels inscrits depuis longtemps chez une personne.

A la fin du cycle, la personne arrête toute prise et considère alors les changements qui sont intervenus dans son état émotionnel, ses attitudes, etc. La problématique sur laquelle l'élixir a « travaillé » peut alors être résolue (c'est ce qui se passe dans la majorité des cas) ou s'être transformée en laissant apparaître un autre déséquilibre sous-jacent. Fréquemment la résolution d'un état émotionnel fait remonter à la surface un déséquilibre émotionnel plus profond ou plus ancien qui n'a pas été résolu. Nous pouvons prendre l'image de l'oignon avec ses couches successives : L'élixir floral va d'abord s'adresser aux couches les plus extérieures de la psyché avant de pénétrer au coeur de l'âme humaine. A la fin d'un cycle, qu'il soit de deux ou de quatre semaines, vous pouvez choisir un nouvel élixir ou une nouvelle combinaison en rapport avec la nouvelle situation. Néanmoins, avant de débuter un nouveau cycle, il est recommandé de laisser s'écouler un intervalle d'une semaine environ. Pour les changements les plus profonds, des cycles de plusieurs mois sont parfois nécessaires.

La régularité des prises est, ne l'oublions pas, un facteur essentiel à la réussite de l'action des élixirs floraux. Un individu qui oublie une fois sur deux de prendre son remède ne bénéficiera pas de l'élixir de façon optimum. Cet oubli peut être l'expression d'un désintérêt ou d'un manque de confiance envers ce système thérapeutique. Dans ce cas, le thérapeute doit éveiller l'intérêt de son patient et l'inciter à être constant dans le rythme des prises. Si l'oubli se manifeste après une période de prise très régulière, il peut signifier, de manière inconsciente, que la personne a suffisamment intégré le message de l'élixir et qu'elle n'a plus besoin d'en ingérer plus.

En pénétrant, à travers chaque cycle, un niveau plus profond de conditionnements, de systèmes de croyances, les élixirs floraux nous offrent la possibilité d'extirper du plus profond de nous-mêmes, nos blocages mentaux et émotionnels.

### L'utilisation ponctuelle

Les élixirs floraux s'utilisent au coup par coup, de façon ponctuelle, dans toutes les situations passagères généralement de forte intensité. Ainsi, il existe plusieurs élixirs floraux qui s'adressent aux situations de crise, de transition, de choc. Une émotion naît dans l'âme, vit, puis disparaît en un laps de temps parfois très court. Elle nous interpelle, nous avertit, nous exhorte et une fois passée, elle nous laisse dans un état d'instabilité. Les élixirs équilibrent, harmonisent et permettent de nous retrouver, de nous recentrer plus facilement. Ils nous aident à comprendre le message de l'émotion et à l'intégrer. Les états de peurs, les chocs émotionnels, les crises, peuvent être résolus par un ou plusieurs élixirs floraux employés ponctuellement pendant un court moment. Dans une situation d'urgence, il est conseillé de prendre quelques gouttes de l'élixir choisi toutes les 10 minutes jusqu'à résolution de la crise. C'est ainsi que l'on utilise le remède d'urgence de Bach, combinaison de 5 élixirs floraux pour dissiper les chocs et les traumatismes.

Lors d'une utilisation ponctuelle, il est essentiel de n'utiliser les élixirs floraux qu'en première dilution.

## *Le stockage et la préservation*

Les modalités de stockage doivent être très rigoureuses. Elles sont différentes selon qu'il s'agit d'élixirs-mère ou d'élixirs floraux. Si vous préparez vos propres élixirs-mère, vous devrez apporter un soin particulier au lieu où sont stockés les produits. Comme il s'agit de remèdes vibratoires, ils sont sensibles aux pollutions et aux interférences de l'environnement. Les élixirs-mère doivent être entreposés à l'abri de la lumière et de la chaleur. La température idéale se situe entre 15° et 18°. Vous devez absolument proscrire les pièces où circulent des odeurs fortes telles que la cuisine ou la salle de bains. Il est recommandé de conserver les élixirs-mère dans une pièce spécifiquement destinée à cet usage, qui ne soit pas un lieu de passage fréquenté. Les flacons d'élixir-mère ne doivent pas se toucher, tout au moins sur de longues périodes, car leurs qualités risquent de se mélanger. Les flacons recevant les élixirs-mères et les élixirs floraux doivent être de couleur ambrée, de couleur bleu ou en verre totalement opaque. N'oubliez pas de les stériliser avant toute utilisation. Quinze minutes d'ébullition à feu doux, dans un récipient prévu à cet effet, suffisent pour nettoyer le flacon et pour neutraliser toute interférence vibratoire

Lorsque vous transportez avec vous votre flacon d'élixir floral, il est recommandé de ne pas l'exposer aux rayons directs du soleil, à la chaleur et de ne pas le garder dans un sac clos contenant des substances parfumées (parfum, encens). Si vous voyagez en avion, évitez le passage aux rayons X bien qu'à ce jour, personne n'a constaté l'effet des radiations de ce type sur les élixirs floraux. Richard Katz et Patricia Kaminski recommandent de les envelopper dans de la mousse végétale afin de les protéger des radiations dans les aéroports. A la maison, les élixirs floraux doivent être rangés dans une armoire close, un endroit frais, à l'abri de la lumière et de la poussière. Utilisez les flacons en respectant les règles communes d'hygiène et évitez de les ouvrir trop souvent et trop longtemps.

En respectant les conseils ci-dessus, les élixirs floraux garderont leurs propriétés durant de nombreux mois. Un flacon non ouvert, conserve ses propriétés pendant des années.

CHAPITRE 13

# LES ELIXIRS FLORAUX CHEZ L'ENFANT ET L'ADOLESCENT

Les enfants sont particulièrement ouverts et réceptifs au message des élixirs floraux. Au-delà des symptômes physiques, les élixirs floraux s'adressent au domaine de l'âme et apportent leurs qualités de guérison et de transformation. Le monde de la petite enfance est un univers où l'âme de l'enfant qui vient de s'incarner, apprend à pénétrer le monde physique et à maîtriser les forces du corps physique. L'enfant, encore imprégné du monde de l'astral, est plus sensible que l'adulte au vibrant message des fleurs, transmis par les élixirs floraux. Son âme n'est pas encombrée par les barrières psychiques que se crée l'adulte tout au long de son existence. L'enfant possède encore cette ouverture et cette fraîcheur de l'âme qui lui permet d'écouter et d'assimiler pleinement le doux et chaleureux message de guérison apporté par les fleurs. En favorisant leur épanouissement et leur évolution, les élixirs floraux apportent à l'enfant les forces maternantes de la nature qui, dans notre société actuelle, sont de plus en plus absentes de son environnement.

Inoffensifs, autoadaptables, les élixirs floraux ont montré, depuis de nombreuses années, qu'ils étaient des outils indispensables à toute pharmacie familiale. Bien entendu, et nous le verrons par la suite, les élixirs floraux sont adaptés à de nombreuses situations de la vie courante de l'enfant, mais ils montrent toute leur efficacité et tout leur pouvoir de transformation lorsqu'ils s'adressent aux niveaux les plus profonds de l'âme de l'enfant. Dans cette approche, il important que les parents et tous ceux qui sont en relation avec le monde de l'enfance, prennent conscience des phases de croissance auxquelles l'enfant fait face au cours des quatorze premières années de son existence.

De nombreux pédagogues ont montré que la vie humaine se déroule suivant un rythme cyclique. Les sept premières années de l'enfant sont les plus importantes. La première année, il apprend à marcher et au cours de la seconde année il sait parler. Au travers de l'imitation et de l'exemple, le corps physique s'ouvre à la position verticale puis l'enfant accomplit l'apprentissage de la parole et du langage. Au cours de la troisième année, l'éveil de la pensée jaillit et l'enfant commence à prendre conscience de sa propre personne, à se regarder et à regarder le monde. Libéré de l'enveloppe protectrice de sa mère, il a besoin d'un environnement harmonieux, rempli d'amour et de chaleur maternelle. Durant les sept premières années, l'enfant apprend à se connaître, à s'interroger sur lui-même et à reconnaître son individualité propre.

Lors du changement de dents, l'enfant pénètre dans une nouvelle phase de sept ans. Il découvre l'existence d'un rapport entre certaines choses et devient attentif à la relation entre l'intention, l'acte et le résultat. En progressant du jeu à la créativité, il développe ses exigences par rapport à sa propre action dans la réalisation d'un projet. En réalisant ce qu'il a souhaité, il découvre le sens de la beauté. De nouvelles forces de l'âme jaillissent et lui permettent d'apprendre la vénération pour autrui, le respect pour les merveilles de la nature. Seul un environnement imprégné d'ouvertures sociales et d'activités artistiques engendrera une vie intérieure riche en sentiments. Ce n'est qu'après avoir harmonieusement développé les forces du vouloir du corps physique et les forces du sentiment du coeur que l'enfant saura s'ouvrir pleinement à la pensée abstraite et aux facultés de jugement qui caractérisent la troisième période de sept ans, celle de l'adolescence. La connaissance de ces différentes phases de développement chez l'enfant permet d'utiliser au mieux les élixirs floraux.

Avant de s'intéresser aux élixirs floraux adaptés aux enfants, il est important de mentionner ceux qui s'adressent à la future mère, lors de la grossesse et au moment de l'accouchement.

## *Les élixirs floraux de la grossesse*

De nos jours, lorsqu'une femme désire un enfant, elle est souvent amenée à faire un choix entre vie familiale et vie professionnelle, ou à modifier l'organisation de ses activités. L'élixir floral de **Grenadier** l'aidera à résoudre les conflits dont la source est un déséquilibre entre carrière professionnelle et vie familiale. Le Grenadier aide la future mère à faire un choix pour exprimer sa créativité, soit dans le cadre professionnel, soit dans le contexte familial, et à accepter pleinement l'acte créateur de l'enfantement lorsqu'elle s'est décidée à enfanter.

L'élixir floral de **Figuier** favorise le contrôle conscient de la conception et influe sur la fertilité. Il renforce l'activité du mental sur le corps physique et permet le contrôle conscient du processus interne de fécondation.

Il est important que la future mère soit dans un état psycho-émotionnel équilibré et harmonieux, tout au long de sa grossesse. Durant cette période, au cours de laquelle la femme se transforme dans son corps et dans tout son être et elle doit se protéger du stress émotionnel. En effet, la plupart des émotions vécues par la mère sont transmises et ressenties par l'enfant.

Les élixirs floraux de **Courgette** et de **Pastèque** sont les deux élixirs essentiels de la grossesse. Ils assistent la femme enceinte aussi bien sur le plan physique que sur le plan émotionnel en équilibrant les émotions et en éliminant les tensions physiques. Ce sont deux harmonisants qui apportent équilibre, vitalité et sensitivité et qui s'utilisent conjointement tout au long de la grossesse, à raison de deux prises par jour, au réveil et au coucher.

L'élixir floral de **Valériane** est recommandé dans les situations de stress émotionnels intenses et pour surmonter les insomnies.

Les élixirs de protection, tels que l'**Achillée blanche et rose**, la **Menthe Pouliot** ou le **Millepertuis** sont recommandés pour faire face à l'excès de sensibilité et de vulnérabilité ressenti par la femme durant cette période. Les Achillées et la Menthe Pouliot s'utilisent lorsqu'on se sent vulnérable aux influences négatives de l'environnement, tandis que le Millepertuis est conseillé pour supprimer les cauchemars et les peurs nocturnes.

L'élixir floral de **Noyer** (Walnut) apporte sa force et sa protection durant les différentes périodes de la grossesse ainsi que durant l'accouchement.

## *La naissance*

La naissance est un moment important dans la vie d'un couple. L'élixir floral d'**Ail sauvage** élimine les peurs et les anxiétés qui se manifestent lors de la naissance d'un premier enfant. L'élixir de Bourrache est recommandé aux femmes qui font preuve de découragement pendant l'accouchement. L'élixir d'Olivier les assistera durant les moments de fatigue intense, si l'accouchement est difficile.

L'élixir floral de **Trèfle Rouge** permet de rester calme et centré dans un environnement perturbé lorsque la panique ou l'hystérie de groupe commencent à se manifester.

L'élixir floral de **Camomille** est recommandé à la mère qui allaite. En relâchant les tensions émotionnelles, il évite que la nervosité et l'instabilité émotionnelle soient transmises à l'enfant au travers du lait.

Durant les périodes difficiles qui suivent l'accouchement (dépression, sevrage de l'enfant), les élixirs floraux de **Noyer** et de **Cognassier** apportent leurs qualités de force et d'acceptation. Le Cognassier favorise l'épanouissement des qualités féminines et aide les femmes à trouver l'équilibre entre leurs aspirations extérieures et leur capacité à élever leurs enfants. Après la période de la grossesse et de la prise en charge du nouveau-né, l'élixir de Cognassier l'aide à intégrer et à accepter sa nouvelle situation.

## *Le nouveau-né*

A la naissance, l'élixir floral d'**Etoile de Béthléem** apporte son message d'harmonie, de paix et de douceur. Il est conseillé d'en placer quelques gouttes dans le premier bain du bébé et d'en donner à la mère dès l'accouchement. Pour les nouveaux-nés, il est recommandé d'utiliser les élixirs floraux dans l'eau du bain ou en application externe.

Si l'accouchement est difficile et si l'enfant est éloigné de sa mère dès la naissance, l'élixir floral de **Tilleul** apporte ses qualités de protection, de chaleur nourricière et d'apaisement. Il renforce la relation intime entre la mère et l'enfant.

L'élixir floral californien de **Mariposa Lily** prodigue une chaleur nourricière aux jeunes âmes qui n'ont pu recevoir l'attention maternelle dont ils avaient besoin. Le groupe californien de la Flower Essence Society préconise l'utilisation de cet élixir floral dans deux types de situations : lorsque l'enfant est très dépendant et attaché ou, à l'inverse, lorsqu'il émane de l'enfant de la froideur et de la distance. L'élixir de Mariposa Lily s'utilise dans les situations suivantes : séparation de la mère durant la petite enfance, enfants qui ne bénéficient pas de l'allaitement maternel, accouchement par césarienne, hospitalisation, enfants qui sont victimes de divorces ou de conflits conjugaux et enfin, enfants nés handicapés. Cet élixir universel est essentiel à l'enfant et à l'adulte de tout âge qui a subi un rejet ou une séparation de la part de sa mère ou qui a eu une relation perturbée avec sa mère.

L'élixir floral d'**Eglantier** aide le nouveau-né à s'incarner, lorsque celui-ci est né faible ou malade. Il s'utilise aussi lorsque l'enfant n'a pas reçu suffisamment d'attention et qu'il se retrouve dans un état d'abandon et de résignation.

## *Les élixirs floraux essentiels de l'enfance*

La plus connue des combinaisons est le « **Remède d'urgence** », du répertoire de Bach. Composée de cinq élixirs floraux, le « Remède d'urgence » est conseillé dans toutes les situations de crise. Source d'un apaisement presque instantané il s'utilise pour remédier aux accidents et aux traumatismes de la vie quotidienne de l'enfant : chute, événement désagréable, perturbation psychologique... S'utilisant ponctuellement, à raison de trois ou quatre gouttes, toutes les dix minutes jusqu'à résolution de la crise, il n'est pas recommandé d'y avoir recours pour un traitement suivi. En application externe, il est bénéfique sur les chocs et sur les bosses.

L'élixir floral d'**Arnica** élimine les chocs et les traumatismes d'origine physique, mentale ou émotionnelle et en particulier ceux qui s'inscrivent dans le corps physique. C'est un élixir qui complète le remède d'urgence et que l'on peut utiliser sur plusieurs semaines.

L'élixir floral de **Brunelle** soutient l'enfant durant une convalescence en stimulant ses facultés de récupération. Durant une maladie infantile, l'élixir de Brunelle apporte son support à l'enfant en développant son pouvoir intérieur de guérison et en lui permettant d'accepter l'épreuve avec compréhension. Catalyseur de guérison et de transformation, il aide l'enfant à retrouver son équilibre après un traumatisme ou un choc émotionnel. Utilisé en application externe sur les coupures et sur les contusions, il apporte sa qualité de régénération.

Les maladies infantiles classiques sont des événements essentiels au développement de l'enfant. Il ne faut pas les considérer uniquement sur le plan physique. Catalyseurs d'évolution, les maladies infantiles sont souvent pour l'enfant l'occasion de « consumer » le passé et d'élaborer de nouvelles forces intérieures. De nombreux parents et enseignants remarquent les transformations de l'enfant, dans ses actes et dans son apparence, survenues à la suite d'une maladie infantile. L'élixir floral de **Noyer** soutient l'enfant durant les périodes de transition (maladies infantiles, déménagements, voyages, nouvel environnement social). L'élixir floral d'**Eglantier** est recommandé aux enfants qui n'arrivent pas à sortir de la maladie et dont la convalescence traîne en longueur. Souvent il s'utilise conjointement avec l'élixir de **Brunelle**.

Les élixirs floraux d'**Achillée blanche et rose** protègent l'enfant contre les influences perturbatrices de l'environnement. Ils s'utilisent lorsque l'enfant se disperse facilement ou lorsqu'il manifeste trop de sensibilité ou de vulnérabilité à son environnement. L'élixir d'Achillée blanche protège plus spécifiquement contre les influences perturbatrices de l'environnement, telles que le rayonnement électromagnétique et électronique des ordinateurs et de la télévision, la radioactivité, les lignes à haute tension... L'élixir d'Achillée rose renforce sur le plan émotionnel ceux qui sont hypersensibles et qui se laissent influencer facilement.

L'élixir floral de **Camomille** s'adresse aux enfants très sensibles qui sont sujets aux sautes d'humeur ou qui sont très émotifs. Source de calme, d'équilibre et de bonne humeur, il favorise le sommeil et relâche les tensions émotionnelles ressenties dans l'estomac. Les enfants hyperactifs bénéficieront également de cet élixir.

L'élixir floral de **Chicorée** (Chicory) apporte réconfort et sécurité aux enfants excessivement dépendants, à ceux qui sont trop possessifs et qui ont une demande d'attention permanente. Ce sont parfois des enfants qui ont besoin de contrôler ou de diriger ceux qui les entourent. La combinaison **Chicorée**, **Tilleul** et **Mariposa Lily** est recommandée pour tous les problèmes de relation avec la mère et la famille.

L'élixir floral de **Mimulus** aide à surmonter les peurs quotidiennes dont la cause est connue. Il apporte à l'enfant le courage nécessaire pour faire face aux petits événements de l'existence (situation nouvelle, maîtrise d'une nouvelle discipline).

L'élixir floral de **Millepertuis** apaise, protège et tranquillise l'enfant qui a peur d'aller dormir, qui a peur du noir ou qui a des nuits agitées par des cauchemars ou des peurs nocturnes. De nombreuses études de cas ont montré l'intérêt de cet élixir pour remédier aux problèmes d'énurésie.

L'élixir floral de **Rhododendron** facilite la libération des émotions retenues dans la zone thoracique et qui sont liées à la respiration. Les enfants mélancoliques, aux épaules affaissées, qui ont du mal à exhaler, bénéficieront de cet élixir floral.

## *L'enfant et son environnement social*

L'élixir floral de **Houx** (Holly) s'adresse aux nombreuses formes de jalousie que l'enfant exprime parfois au cours de son développement. Il facilite l'expression de l'amour et s'adresse aux enfants qui ressentent un manque d'amour. L'élixir de Houx s'utilise lorsque l'enfant voit arriver un nouveau-né au sein de la famille et se sent délaissé par ses parents. Il est conseillé dans les périodes de transition lorsque l'enfant, après avoir reçu beaucoup d'attention à la maison, fait son entrée à l'école ou dans un environnement social plus large.

L'élixir floral de **Mauve** apporte ses qualités de confiance, d'ouverture et de chaleur sociale nécessaire aux enfants timides qui ont peu d'amis et qui ont des difficultés à s'intégrer socialement. Il permet de surmonter l'insécurité, la tendance au repli sur soi et il encourage l'enfant à faire confiance aux autres. L'élixir floral de

Mauve, à un autre niveau, permet d'accepter les processus de transformation qui se manifestent au cours de la vie. C'est un élixir particulièrement recommandé durant la puberté. En éliminant les tensions mentales et émotionnelles, il permet à l'adolescent de se sentir « mieux dans sa peau » aussi bien intérieurement qu'à l'extérieur, sur le plan social.

L'élixir floral de **Buis** apporte force et courage aux enfants timides, faibles, qui se laissent dominer par leurs compagnons d'école. Il aide l'enfant et l'adolescent à se libérer de l'influence d'autrui et à réaliser sa propre destinée.

L'élixir floral de **Molène** engendre un sentiment de vérité intérieure bénéfique à l'enfant âgé de plus de sept ans qui ouvre son âme au forces du sentiment. Par sa qualité d'écoute intérieure, l'élixir de Molène est recommandé aux enfants qui vivent dans un environnement social et familial sans valeurs morales. Il est bénéfique également aux adolescents qui sont indécis sur la direction et les valeurs morales à suivre dans leur vie.

## *L'enfant et les études*

Un grand nombre d'élixirs floraux s'adressent aux perturbations et aux déséquilibres auxquels l'enfant est confronté à un moment où à un autre de sa scolarité. Face à un problème scolaire, il est essentiel que les parents prennent en compte la vie de l'âme de l'enfant, ses besoins profonds et ne projettent pas sur l'enfant leurs propres désirs (de réussite sociale, par exemple).

L'élixir floral de **Bouton d'Or** apporte ouverture et confiance s'adresse aux enfants qui se sous-estiment, qui doutent d'eux-mêmes et qui ont des difficultés d'expression. L'élixir floral de Mélèze est recommandé aux situations de manque de confiance en soi lorsque l'enfant est confronté à un nouveau challenge, à une épreuve ou un examen. Il supprime l'hésitation, le sentiment d'infériorité, la peur de l'échec ou du ridicule et apporte courage et confiance en soi. L'élixir floral de **Gentiane** (Gentian) s'adresse aux enfants qui doutent d'eux-mêmes suite à un échec scolaire.

Les enfants hyperactifs qui ont du mal à se concentrer, bénéficieront des élixirs de **Camomille** et d'**Achillée**, tandis que les enfants rêveurs et « dans la lune » utiliseront l'élixir de **Clématite** (Clematis) qui développera leur intérêt pour le moment présent.

L'élixir floral de **Bourgeons de Marronnier** stimule les enfants qui, par manque d'attention, répètent sans cesse les mêmes erreurs. L'élixir d'**Impatience** (Impatiens) est indiqué aux enfants qui sont pressés en toute chose et qui ne supportent pas les contraintes. Il est ainsi recommandé dans certains cas de dyslexie et autres problèmes de lecture.

L'élixir floral de **Citronnier** clarifie le mental des enfants et des adolescents extrèmement émotifs. Il stimule l'intellect, favorise le raisonnement analytique et coordonne les pensées.

L'élixir floral de **Cosmos** favorise l'expression et s'adresse aux enfants timides, hésitants qui ont des difficultés à organiser leurs pensées de façon cohérente.

Les élixirs floraux de **Lavande**, de **Capucine** et de **Valériane** s'adressent aux étudiants, en période d'examen, qui sont dévitalisés suite à un trop grand effort mental, qui manifestent des tensions nerveuses provoquées par un excès de stimulation intellectuelle et qui se sentent au bout de leurs forces.

L'élixir floral de **Menthe Poivrée** développe la clarté et la vivacité d'esprit et permet de surmonter la paresse mentale et la léthargie psychique. L'élixir floral de **Myosotis** développe la mémoire et la perspicacité. L'élixir d'**Aneth** permet de résoudre les stress provoqués par un excès de stimulation extérieure, lorsque, en préparation d'examens, l'étudiant doit assimiler une multitude d'informations différentes. Cet élixir favorise l'assimilation et la compréhension. L'élixir de **Marronnier blanc** (White Chestnut) favorise la concentration et supprime le bavardage mental, les pensées répétitives. Il est également conseillé lors de la préparation d'examens.

L'élixir floral de **Pâquerette** est recommandé aux étudiants qui doivent planifier un projet d'étude ou organiser une activité. Il aide le mental à synthétiser les informations en provenance de différents sources et à les intégrer dans une perspective globale et unitaire.

L'élixir floral d'**Iris** favorise l'épanouissement artistique. C'est un merveilleux élixir recommandé aux enfants qui se sentent frustrés dans leur expression artistique ou dont la sensibilité artistique a été bloquée à un moment donné de leur existence. Source de créativité et d'inspiration intérieure, l'élixir d'Iris peut être utilisé par tous les enfants d'âge scolaire.

## *Utilisation*

Les gouttes d'élixirs floraux en première dilution peuvent être placées dans un verre d'eau ou dans tout autre boisson. Dans le cas d'une ingestion directe, les élixirs floraux à la sève d'érable sont préférables car ils ne contiennent pas d'alcool. Ils nécessitent néanmoins certaines précautions de conservation et doivent être gardés au réfrigérateur. Les deux prises essentielles de la journée sont au réveil et au coucher. Deux autres prises dans la journée et un peu à l'écart des repas sont conseillées, à raison de quatre gouttes à chaque prise. Bien qu'utilisés habituellement en ingestion orale, les élixirs floraux peuvent être employés en application externe ou dans les bains. L'utilisation par le bain, à raison d'une dizaine de gouttes mélangées dans un bain d'eau chaude, est recommandée aux enfants qui ont besoin d'être calmés ou rassurés. Dans les situations d'urgence, les élixirs floraux peuvent être pris tous les quart d'heures jusqu'à résolution de la crise.

La véritable dimension des élixirs floraux ne peut s'exprimer pleinement dans une succession de formulations telle que nous venons de le faire. Au-delà d'une utilisation « symptomatique », il est nécessaire d'intégrer les élixirs floraux dans une approche globale de la santé de l'enfant qui inclue un environnement social et familial harmonieux, une alimentation équilibrée et un encadrement médical de qualité. Les élixirs floraux ne doivent pas être utilisés systématiquement pour tous les petits problèmes de l'enfance. Apprenons à les employer avec délicatesse et avec respect.

CHAPITRE 14

# LES ELIXIRS FLORAUX AVEC LES ANIMAUX

Actuellement sur la planète, l'homme exerce une domination brutale sur les animaux. Ne pouvant pas parler, nous présumons qu'ils n'éprouvent pas de sentiments et nous les utilisons dans le cadre d'expériences scientifiques souvent très cruelles. Pour notre alimentation nous les élevons dans des conditions de plus en plus concentrationnaires pour les conduire vers une mort qui s'effectue le plus souvent dans la souffrance. Au fil des mois, de nombreuses espèces animales disparaissent à jamais de notre monde et la seule parade que nous avons trouvée consiste à parquer les espèces en danger dans des espaces qui les mettent à l'abri de la cruauté de l'homme.

« Nous estimons que leurs sensibilités ne sont d'aucune importance parce que nous avons décidé que leur valeur est inférieure à la notre, à un point tel que nous avons décidé comment ils devraient vivre, dans quels endroits ils devraient vivre et combien ils devraient être. Nous avons tout décidé pour eux. Bien que nous nous soyions aliénés du monde animal, nous essayons de nous connecter à l'énergie vitale que les animaux représentent. Nous tendons la main aux animaux domestiques afin d'obtenir une gratification émotionnelle que nous ne sommes plus capables d'obtenir de la part de nos frères humains[1] »

---

1. Extrait de l'interview du Dr Pitcairn, médecin vétérinaire, par P. Kaminski.

Les animaux possèdent des facultés émotionnelles et intellectuelles bien réelles. Les animaux sont sujets au même spectre d'émotions que les humains : l'amour,la haine, la peur, la colère, la tristesse... A la différence de l'homme qui amplifie ses émotions avec l'aide du mental et les relie à son histoire personnelle, l'animal vit son émotion dans l'instant, pleinement et brièvement.

Nous devons développer une relation harmonieuse avec les animaux en les considérant avec respect et en développant une attitude de non-domination, un comportement responsable qui tient compte du bien-être de l'animal sans chercher à l'exploiter.

De nombreux vétérinaires utilisent les élixirs floraux pour soigner les animaux. L'utilisation des élixirs est particulièrement intéressante avec les animaux domestiques qui établissent une relation profonde avec leurs maîtres. Avant de prescrire un élixir floral à un animal, il faut prendre conscience de l'état mental et émotionnel du propriétaire. Les animaux domestiques réagissent à cet état car ils sont très dépendants des êtres humains. Tous les élixirs floraux peuvent être administrés aux animaux. Néanmoins, les élixirs floraux cités ci-dessous peuvent être considérés comme des élixirs majeurs pour le monde animal.

Les élixirs floraux d'**Arnica**, d'**Etoile de Béthléem** ainsi que le « **Remède d'urgence** » s'utilisent dans les situations de chocs, de traumatismes, de blessures. Dans les situations de stress intense ou dans les situations d'urgence, ils permettent d'attendre la venue du vétérinaire et apaisent l'animal. L'élixir floral d'Arnica sera administré chaque fois qu'il y a une lésion physique.

L'élixir floral de **Consoude** facilite la guérison du système nerveux. En relâchant les tensions nerveuses, il renforce et tonifie le système nerveux. L'élixir floral de Consoude est également conseillé pour tous les problèmes d'excitabilité nerveuse.

L'élixir floral de **Gueule de Loup** s'adresse aux animaux agressifs, par exemple chez les chiens qui aboient fréquemment et qui ont une tendance à mordre. C'est l'élixir floral majeur des animaux qui mordent. La Gueule de Loup facilite le relâchement des tensions qui se manifestent dans la gueule. Il est recommandé avec les chevaux qui ont des problèmes de mâchoire ou qui ont tendance à mordre.

L'élixir floral de **Camomille** est bénéfique aux chiens qui aboient et qui ont des problèmes de digestion.

L'élixir floral de **Calendula** développe la chaleur et la réceptivité dans les relations que l'animal entretient avec les êtres humains.

L'élixir floral d'**Hélianthème** s'adresse aux animaux effrayés ou soumis à un grand stress, les animaux sauvages qui viennent d'être attrapés, par exemple.

L'élixir floral de **Houx** (Holly) est recommandé aux animaux manifestant de la jalousie, de la colère ou de la haine.

L'élixir floral de **Millepertuis** est recommandé aux animaux qui ont des problèmes de peau (eczéma).

Les élixirs floraux d'**Aneth** et de **Noyer** (Walnut) sont conseillés pour surmonter la confusion et le stress émotionnel durant les périodes de transition, les voyages, les déplacements. L'élixir de Noyer est également recommandé aux animaux qui viennent de donner naissance à leur progéniture.

L'élixir floral de **Brunelle** stimule les forces intérieures de guérison chez l'animal qui n'a pas goût à la vie, qui manque de vitalité. Il peut se combiner avec l'élixir d'Eglantier qui permet de surmonter l'apathie chez un animal manquant d'enthousiasme et passif.

## *Conseils d'utilisation*

L'élixir floral ou le complexe floral peut être intégré dans l'eau destinée à l'animal. Quatre gouttes sont placées dans l'eau, deux fois par jour. Cette méthode est conseillée aux animaux domestiques qui ont leur mangeoire particulière et qui boivent régulièrement.

L'administration orale de l'élixir, directement dans la gueule de l'animal, est recommandée pour toutes les situations d'urgence, lorsqu'il y a blessure ou lésion apparente. Comme chez les humains, l'effet de l'élixir floral sera d'autant plus rapide que les prises seront fréquentes. L'ingestion orale directe est intéressante chaque fois que l'animal est stressé ou lorsqu'il est soumis à des modifications brutales de comportement.

La méthode de pulvérisation avec l'aide d'un spray permet de vaporiser les élixirs floraux directement sur l'animal ou dans l'air ambiant qui l'environne. Quelques gouttes d'élixirs sont mélangées à de l'eau dans un spray. Le mélange est ensuite vaporisé plusieurs fois par jour dans la gueule de l'animal par exemple. Il faut éviter les endroits sensibles tels que les yeux, les naseaux d'un cheval ou les oreilles d'un chat.

Les très jeunes animaux, chiots et chatons, qui mangent fréquemment recevront les élixirs floraux dans leur alimentation. Il suffit de placer quatre gouttes de l'élixir dans ou sur la nourriture, trois ou quatre fois par jour, au moment où l'animal va s'alimenter. Cette dernière méthode offre une efficacité moindre que les méthodes précédentes.

CHAPITRE 15

# LES ELIXIRS FLORAUX EN APPLICATION EXTERNE

**Arnica.** Pour tous les chocs et les traumatismes. Utilisé pour ses qualités de régénération.

**Brunelle.** Tonifie et revitalise. Renforce le système éthérique. Aide le corps à puiser dans ses propres ressources de guérison et de transformation. Elixir de base à inclure dans toute combinaison pour les applications externes.

**Calendula.** Apporte chaleur, sensibilité et douceur dans toute communication. Conseillé dans tout travail thérapeutique sur le corps (masseur, ostéopathe, kinésithérapeute, acupuncteur, etc.), lorsque le patient manifeste une réaction de rejet face au travail corporel du thérapeute. Etablit la communication du corps.

**Camomille.** Relâche les tensions situées dans la région de l'estomac et du plexus solaire. Favorise la détente musculaire et nerveuse. Conseillé aux personnes hypersensibles qui manifestent des troubles digestifs.

**Capucine.** Tonique. Elixir stimulant et vivifiant. Soulage les maux de tête provoqués par un excès de travail mental et intellectuel.

**Citronnier.** Elimine les tensions, décontracte la structure musculaire et tonifie les tissus cutanés. Excellent élixir régénérateur pour la peau.

**Coeur de Marie.** Relâche les tensions ressenties au niveau du coeur, lors des problèmes d'attachement émotionnel. Apaise et adoucit.

**Consoude.** Renforce et tonifie le système nerveux. Relâche les tensions nerveuses. Elixir conseillé avec l'élixir de Lilas pour tous les massages du dos.

**Lavande.** Libère les tensions nerveuses et physiques provoquées par un excès de stimulation. Conseillé aux individus très sensibles qui ont les « nerfs à vif ». Agit plus particulièrement sur la partie supérieure du corps (épaules, cou et tête).

**Lilas.** Equilibre la circulation énergétique du dos et apporte la flexibilité. Régénére la colonne vertébrale et corrige la posture. Elixir conseillé pour toutes les tensions situées dans le dos.

**Millepertuis.** Protège contre les ultra-violets du soleil. A utiliser dans une base d'huile de Millepertuis pour calmer et adoucir les peaux sensibles qui ont été exposées trop longtemps au soleil.

**Ortie.** Apaise et protège la peau contre les inflammations et les irritations.

**Pissenlit.** Relâche et détend la structure musculaire. Elimine les tensions accumulées dans les muscles. Favorise la relaxation du corps après un effort physique, un surmenage, un blocage musculaire. Elixir conseillé aux sportifs ainsi qu'à tous ceux qui effectuent un travail corporel (massage, rééducation).

**Romarin.** Aide à « s'incarner ». Elixir conseillé à ceux qui ont des difficultés à être présents dans leur corps. Pour les personnes qui se cognent partout, qui trébuchent, qui possèdent un mauvais contrôle de leur corps physique.

# ANNEXES

# LES REMEDES ANGLAIS TRADITIONNELS DU Dr BACH

*Ces élixirs floraux ont été découverts par le Dr Bach dans les années 30. Chaque élixir se caractérise par une « qualité » qui est indiquée en caractères italiques, après la description de chaque élixir.*

**Aigremoine — Agrimony.** *Agrimonia eupatoria.* Pour s'accepter tels que nous sommes et permettre au « moi intérieur » de s'exprimer pleinement et ouvertement. Pour ceux qui cachent aux autres leurs vrais sentiments. Malgré une apparence calme et joviale, ce sont des personnes qui, au fond d'elles-mêmes, sont soucieuses et tourmentées. Elles cachent leur anxiété et leur souffrance intérieure sous un masque d'insouciance. *Joie intérieure, Acceptation de soi.*

**Ajonc — Gorse.** *Ulex europoeus.* Pour aller de l'avant et savoir faire face aux difficultés. S'adresse à ceux qui sont résignés, désespérés, déprimés et qui ont abandonné tout désir d'améliorer leurs conditions. *Espoir, force de la volonté.*

**Alène — Scleranthus.** *Scleranthus annuus.* Pour prendre les décisions avec clarté et détermination. Apporte l'équilibre lorsque l'on navigue en permanence entre deux polarités. S'adresse aux personnes qui manquent de constance et qui sont incapables de prendre une décision lorsqu'elles sont placées entre deux choix. *Equilibre, stabilité et détermination.*

**Bourgeons de Marronnier — Chestnut Bud.** *Aesculus hippocastanum.* Pour tirer profit des expériences passées. Pour ceux qui, par manque d'observation, par inattention ou par indifférence, ne profitent pas des expériences et répètent sans cesse les mêmes erreurs. Pour les personnes qui se retrouvent bloquées dans des situations ou des comportements répétitifs. *Compréhension, attention.*

**Bruyère — Heather.** *Calluna vulgaris.* Pour être à l'écoute des autres. Développe l'intérêt pour autrui, la sollicitude. Pour ceux qui sont uniquement concernés par leur vie et par leurs problèmes. Souvent très bavards et craintifs, ce sont des personnes qui ne portent pas d'intérêt à ceux qui les entourent et qui ne savent pas écouter. Pour ceux qui ont constamment besoin de l'attention d'autrui. *Tranquillité, écoute.*

**Centaurée — Centaury.** *Centaurium umbellatum.* Pour faire émerger sa propre personnalité. S'adresse aux personnes timides, passives, dociles, de nature soumise qui cherchent la force de la personnalité chez autrui plutôt qu'en eux-mêmes. Soucieuses de plaire, elles veulent aider les autres mais, ayant peu de volonté, elles ne savent pas dire non. *Autodétermination, force de caractère.*

**Charme — Hornbeam.** *Carpinus betulus.* Pour ramener la force et la vitalité. Aide à surmonter la fatigue physique ou psychique, la lassitude, la perte d'intérêt provoquées par un manque d'énergie. Pour l'épuisement sans raison apparente, l'incapacité à faire face aux tâches quotidiennes. *Vitalité, vivacité d'esprit.*

**Châtaignier — Sweet Chestnut.** *Castanea sativa.* Pour se dépasser. Aide à traverser les moments très difficiles de la vie, à surmonter les épreuves les plus dures lorsque l'on atteint la limite de l'endurance. Pour surmonter l'angoisse extrême, le désespoir absolu, la désolation. *Libération, transformation.*

**Chêne — Oak.** *Quercus robur.* Pour réaliser que la vie n'est pas un combat permanent. S'adresse aux personnes sérieuses, fortes et patientes qui estiment que la vie est une lutte incessante qui demande effort et persévérance. Pour ceux qui veulent toujours assumer plus qu'ils ne peuvent et qui s'obstinent souvent jusqu'à l'épuisement. *Reconnaissance de ses limites. Lâcher-prise.*

**Chèvrefeuille — Honeysuckle.** *Lonicera caprifolium.* Pour vivre au présent, pour être « ici et maintenant ». Pour ceux qui vivent dans le passé, qui sont nostalgiques. Plongés dans leur mémoire et dans leurs souvenirs, ils ont souvent des regrets par rapport au passé et ils désirent échapper au présent. *Agir au présent.*

**Chicorée — Chicory.** *Cichorium intybus.* Développe la capacité d'aimer sans rien attendre en retour. Pour ceux qui sont trop possessifs, égoïstes, qui ont besoin de contrôler ou de diriger ceux qui les entourent. Elixir conseillé aux enfants qui ont une demande d'attention permanente. *Amour sans conditions.*

**Clématite — Clematis.** *Clematis vitalba.* Développe l'intérêt pour le moment présent. Facilite la prise de responsabilité dans les gestes de la vie quotidienne. Déclenche la créativité. Pour ceux qui vivent dans le futur, qui manquent de concentration et parfois même de vitalité, qui sont dans la lune et qui n'ont pas les pieds sur terre. *Présence.*

**Eau de Roche — Rock water.** Pour expérimenter une discipline juste et équilibrée. S'adresse aux personnes très strictes, au caractère rigide et rigoureux, qui se privent et se répriment. Avides de perfection, souvent d'une stricte moralité, elles ont un tempérament idéaliste et obsessionnel. Elles peuvent souffrir d'une discipline trop rigoureuse. *Largesse d'esprit, compréhension.*

**Eglantier — Wild rose**. *Rosa canina.* Pour développer l'enthousiasme. Apporte l'envie de s'impliquer activement dans la vie. Pour surmonter l'apathie, le manque d'intérêt, la résignation ou l'abandon. S'utilise dans les situations de passivité totale, lorsqu'il n'y a pas d'espoir. Permet de venir à bout des maladies psychosomatiques qui traînent en longueur. *Motivation, vitalité.*

**Etoile de Béthléem — Star of Bethleem.** *Ornithogalum umbellatum.* Harmonisant de grande valeur. Apporte l'apaisement et le calme après un choc, un chagrin, une mauvaise nouvelle. Neutralise les effets de tout traumatisme passé ou présent, y compris le trauma de la naissance, aussi bien sur le plan émotionnel que sur le plan physique ou mental. *Paix, réconfort.*

**Folle Avoine — Wild oat.** *Bromus ramosus.* Pour discerner et exprimer sa propre vocation. S'adresse aux personnes qui ne savent pas quelle direction suivre en ce qui concerne leur existence, qui ont une ambition non-définie ou qui n'arrivent pas à la réaliser. Souvent sujettes au découragement et à l'incertitude, elles manifestent un sentiment d'ennui et d'insatisfaction générale. *Discernement des capacités et définition des objectifs à suivre.*

**Gentiane — Gentian.** *Gentiana amarella.* Apporte courage et responsabilité pour faire face à toutes les situations de la vie. Pour surmonter le doute, le découragement et le manque de foi. Pour les individus enclins à la mélancolie, à la tristesse et à la dépression aux origines connues. Conseillé aux enfants qui doutent d'eux-mêmes. *Foi, courage, persévérance.*

**Hélianthème — Rock Rose.** *Helianthemum nummularium.* Pour les situations d'urgence extrême, les maladies soudaines ou les accidents, les périodes de crises aiguës. Pour la terreur, la panique, la peur de la mort, la perte du contrôle de soi. Pour la crainte des cauchemars chez les enfants. *Courage, foi.*

**Hêtre — Beech.** *Fagus silvatica.* Développe la tolérance et la sensibilité envers autrui. Pour ceux qui sont critiques, tatillons, arrogants, intolérants. Trop sensibles à leur environnement, ils ne voient que le côté négatif des choses. Souvent cyniques et stricts avec les autres, ils recherchent la perfection. *Tolérance, acceptation des autres.*

**Houx — Holly.** *Ilex aquifolium.* Facilite l'expression de l'amour. Pour tous les états profondément négatifs, opposés à l'amour : Colère, jalousie, envie, suspicion, revanche... S'adresse à celui qui est enfermé dans les passions inférieures de haine et de jalousie. *Amour, harmonie intérieure.*

**Impatience — Impatiens.** *Impatiens glandulifera.* Pour se glisser dans le rythme harmonieux de la vie. Pour éliminer l'impatience, l'irritabilité, la tension nerveuse et le surmenage. Pour ceux qui sont pressés en toute chose, qui sont actifs et qui ne supportent pas les contraintes. *Douceur, patience, indulgence.*

**Marronnier blanc — White chestnut.** *Aesculus hippocastanum.* Calme le mental, facilite la concentration et autorise le développement des facultés créatives et intuitives. Pour supprimer le bavardage mental et les pensées répétitives. *Clarté mentale, tranquillité d'esprit.*

**Marronnier rouge — Red chestnut.** *Aesculus carnea.* Supprime l'anxiété et la crainte du pire à cause des problèmes d'autrui. Pour ceux qui ont tendance à trop s'impliquer dans la vie des autres. Pour ceux qui ne peuvent s'empêcher de se faire du souci pour autrui et qui projettent leurs pensées et leurs émotions sur les autres. Confiance en la vie.

**Mélèze — Larch.** *Larix decidua.* Développe la créativité et l'aplomb. Permet de prendre des décisions, d'agir et d'éliminer la peur de l'échec. Pour ceux qui n'ont pas confiance en eux. *Confiance en soi.*

**Moutarde — Mustard.** *Sinapis arvensis.* Apporte la foi et le courage pour aller de l'avant et pour surmonter l'obscurité qui envahit l'âme. Pour la dépression, la mélancolie, la tristesse qui se manifestent sans raisons apparentes. *Clarté d'esprit, Foi.*

**Muscade — Mimulus.** *Mimulus guttatus.* Permet de faire face aux événements et aux challenges de la vie quotidienne sans anxiété ni appréhension. Pour surmonter toutes les peurs connues de la vie quotidienne : peur des animaux, de la maladie, du noir, des autres personnes... Pour les personnes réservées, timides ou très sensibles. *Courage.*

**Noyer — Walnut.** *Juglans regia.* Aide à se débarrasser des liens du passé, des vieux schémas mentaux qui freinent l'évolution. Pour ceux qui ont besoin de se protéger des influences extérieures, surtout pendant les périodes de changement et de transition. *Libération des liens du passé, protection.*

**Olivier — Olive.** *Olea europoea.* Apaise l'esprit, fortifie le corps et redonne goût à la vie. Pour ceux qui souffrent d'un épuisement total, physique et psychique, et qui n'ont plus aucune force. Pour ceux qui ont trop donné d'eux-mêmes et qui ont épuisé toute leur énergie (longue maladie, excès de soucis, surmenage, épreuves). *Régénération, vitalité.*

**Orme — Elm.** *Ulmus procera.* Pour une responsabilité équilibrée. Pour les personnes très capables, assumant des responsabilités qui se sentent momentanément débordées et accablées par leur tâche. Pour ceux qui idéalisent et qui cherchent un degré de perfection trop élevé. *Force, perfection.*

**Pin sylvestre — Pine.** *Pinus sylvestris.* Pour être présent et responsable dans l'instant et pour se libérer du besoin de tout contrôler. S'adresse à ceux qui se sentent accablés par leur sens du devoir et par leurs obligations. Pour ceux qui se sentent coupables, qui s'adressent des reproches et qui pensent qu'ils pourraient mieux faire. *Acceptation, repentir, compréhension.*

**Pommier sauvage — Crabapple.** *Malus pumila.* Nettoie et purifie lorsqu'il y a un sentiment d'impureté et de dégoût. Pour ceux qui se sentent intoxiqués ou contaminés à quelque niveau que ce soit. Redonne le sens de la mesure lorsque les pensées se focalisent sur des choses insignifiantes. Elimine les obsessions concernant les impuretés et les imperfections. *Purification.*

**Plumbago — Cerato.** *Ceratostigma villmottiana.* Pour reconnaître le savoir inné. S'adresse aux personnes qui doutent de leurs capacités, qui n'ont pas confiance dans leur intuition, qui manquent de volonté ou qui n'ont pas le courage de leurs convictions. *Confiance en soi, intuition.*

**Prunus — Cherry Plum.** *Prunus cerasiferus.* Pour le désespoir, la peur de la folie, la perte de contrôle du soi, les impulsions incontrôlables, les peurs obsessionnelles. *Calme mental, paix de l'âme.*

**Saule — Willow.** *Salix vitellina.* Pour prendre conscience de notre responsabilité face à toute situation vécue. Pour reconnaître l'aspect créatif de la pensée. Permet de surmonter le blâme, l'amertume et le ressentiment. Conseillé à ceux qui s'apitoient sur eux-mêmes, qui se sentent humiliés et insatisfaits. Aide la personne à maîtriser et à diriger sa vie plutôt qu'à en être la victime. *Acceptation de ses responsabilités, prise en charge.*

**Tremble — Aspen.** *Populus tremula.* Apporte le courage pour faire face à l'inconnu. Pour surmonter les peurs d'origines inconnues, les peurs vagues, irraisonnées et inexplicables. Pour les peurs d'origines occultes. *Compréhension et acceptation de l'inconnu.*

**Verveine — Vervain.** *Verbena officinalis.* Permet de prendre conscience et de respecter l'opinion des autres. Pour les individus autoritaires, énergiques, qui ont des opinions fermes et qui veulent convertir les autres. Pour l'excès d'enthousiasme conduisant à l'extrémisme et au fanatisme. *Modération, tolérance, tranquillité.*

**Vigne — Vine.** *Vitis vinifera.* Pour utiliser ses qualités de « leader » de manière constructive en les plaçant au service des autres plutôt qu'au profit d'une domination des autres. Pour les individus sûrs d'eux-mêmes, autoritaires et égoïstes. *Service, respect d'autrui.*

**Violette — Water violet.** *Hottonia palustris.* Facilite le partage et la communion avec les autres. Pour les tempéraments réservés, indépendants, distants, tranquilles, fiers. Pour ceux qui aiment être seuls et qui ont un sentiment de supériorité. *Calme, sagesse, humilité.*

**Remède d'urgence.** Le complexe d'urgence aux élixirs floraux de Clématite, d'Etoile de Bethléem, d'Hélianthème, d'Impatience et de Prunus. Pour toutes les situations de crise, de chocs et de traumatismes psychologiques.

# HOMEOPATHIE ET ELIXIRS FLORAUX

L'homéopathie est une médecine énergétique basée sur la loi des similitudes. Cinq siècles avant notre ère, Hippocrate avait déjà remarqué qu'il existait une similitude entre l'action toxique d'une substance et son action thérapeutique. Hahnemann, grâce à ses expérimentations, s'aperçut que la plupart des substances médicamenteuses employées à son époque provoquaient des symptômes chez l'individu en bonne santé. En les utilisant comme médicaments, ces substances étaient capables de guérir les personnes malades ayant des symptômes analogues à ceux qu'elles (les substances) pouvaient elles-mêmes produire chez des individus bien portants. Cette donnée essentielle de l'homéopathie est appelée « loi des similitudes ».

Hahnemann s'aperçut que les symptômes n'étaient pas la maladie mais qu'ils accompagnaient la maladie. Les symptômes représentent le meilleur effort de l'organisme pour se guérir par lui-même. A l'opposé de la médecine allopathique, qui élimine les symptômes « gênants » provoqués par un déséquilibre de l'organisme, l'homéopathie stimule les défenses naturelles de l'organisme pour les rendre plus efficaces.

Au début de ses expérimentations, Hahnemann donnait ses remèdes à dose minime afin de limiter les réactions d'aggravation des symptômes du malade. Néanmoins, il s'aperçut que malgré ces précautions, certaines personnes manifestaient encore une augmentation des symptômes. Progressivement, il diminua les doses pour en arriver à des dilutions de plus en plus élevées, à l'infinitésimal. Il se rendit compte que la puissance thérapeutique du remède ne diminue pas à mesure que la dilution devient de plus en plus forte : au contraire, cette puissance s'en trouve augmentée.

Les recherches sur l'activité biologique des doses infinitésimales ont débuté au début de ce siècle. Steiner fut l'un des principaux instigateurs de cette recherche expérimentale et depuis, de nombreuses expériences ont confirmé l'activité pharmacologique in vivo des hautes dilutions sans pour autant en fournir l'explication jusqu'à présent. Le scientifique cartésien et matérialiste, imprégné de ce refus de l'esprit qui marque notre civilisation, ne peut pas comprendre qu'une dilution de substance puisse encore agir lorsque le titre de la solution atteint ou franchit l'inverse du nombre d'Avogadro. La méthode de dilution d'Hahnemann s'intègre en réalité dans un processus plus vaste appelé dynamisation. Cette dynamisation est un processus de nature spirituelle qui confère à la substance de nouvelles propriétés. Selon Hahnemann, « le remède n'agit pas matériellement au plan des atomes, mais de façon purement dynamique, autrement dit ce n'est pas la substance matérielle qui agit mais l'esprit, la force contenue dans la substance, force qui doit être délivrée de la matière pour être à maintes reprises intensifiée par un traitement approprié ».

Les recherches sur les propriétés dynamiques de l'eau, en tant que véhicule des forces formatrices, clarifient la signification de la succussion. La dilution doit être perçue comme une expansion qui intensifie l'aspect éthérique, tandis que l'agitation ou succussion, en stimulant la surface de l'eau, sensibilise le liquide à ces influences éthériques.

On ne peut pas appréhender le mode d'action homéopathique avec la connaissance chimique classique qui offre une vue statique des choses, de la même façon qu'il n'est pas possible de comprendre l'alchimie si l'on aborde les éléments qu'elle nomme (soufre, mercure, phosphore, etc.) comme désignant ce que la chimie actuelle appelle du même nom. Les éléments alchimiques définissent un processus et non pas une substance, dans lequel l'élément chimique au sens moderne, qui apparaît dans la réaction ou qui la provoque, n'est que le support matériel. L'introduction dans un organisme d'une substance homéopathique convenablement dynamisée déclenche un processus dynamique, de nature spirituelle, qui va stimuler la force vitale de l'individu et lui permettre de surmonter le processus morbide de la maladie.

Le système des élixirs floraux possède de nombreuses similitudes avec l'homéopathie. Les élixirs floraux, comme les substances homéopathiques sont des substances dynamisées dont le champ d'activité principal se situe au-delà du plan physique. Pour utiliser les élixirs floraux, il est nécessaire, comme en homéopathie, de considérer l'être humain dans sa globalité et, au-delà du physique, de tenir compte de sa dimension mentale, émotionnelle et spirituelle. L'homéopathie et les élixirs floraux sont des approches thérapeutiques qui tiennent compte de l'individu et non pas du symptôme. L'individualisation est la base de leur pratique. Malgré ces similitudes nous allons voir que ces deux disciplines possèdent leurs qualités propres et ne peuvent pas être assimilées l'une à l'autre.

## *La méthode de préparation et de dynamisation*

Selon les critères homéopathiques, les élixirs floraux, utilisés uniquement sur deux niveaux de dilution, devraient être considérés comme des basses dilutions agissant essentiellement sur le plan physique. En réalité, ils agissent sur les niveaux les plus profonds de l'âme humaine pour favoriser l'expression du Moi véritable. Ces critères ne sont pas valables avec les élixirs floraux car la méthode de préparation et la dynamisation sont différentes de celles qui sont pratiquées en homéopathie.

L'élixir-mère ne ressemble pas à une teinture-mère homéopathique obtenue par trituration car il possède déjà des propriétés éthériques très élevées. En homéopathie, le processus d'éthérisation se réalise lors de l'agitation et de la dilution et permet de passer d'un état substantiel à un état fonctionnel. Ce processus d'éthérisation se manifeste directement dans le végétal, au cours du processus de floraison et peut être capté lors de la préparation d'un élixir-mère floral. Contrairement à la préparation homéopathique de base qui fait appel aux différentes parties de la plante pour leurs qualités physico-chimiques, l'élixir-mère floral recueille l'essence vibratoire de la plante, cette qualité profonde du végétal qui s'exprime à travers la fleur, au moment de sa floraison optimum. Avec la fleur, la plante accède à un domaine de structuration supérieure : les forces spirituelles, en provenance de la « périphérie du cosmos » rencontrent la substance physique de la plante et se révèlent à nos yeux dans la fleur. L'essentiel n'est pas la fleur physique par elle-même, mais les archétypes qu'elle exprime au cours de ce moment fugitif qui voit les forces de l'âme cosmique s'unir brièvement au royaume terrestre.

Ainsi, bien que d'apparence simple, la préparation d'un élixir-mère floral requiert une perception très claire de l'environnement de la plante, une grande attention aux forces élémentales (terre, eau, air et soleil) et aux forces planétaires qui influencent la vitalité de la plante. Et n'oublions pas le rôle essentiel du préparateur dont l'état de conscience doit s'harmoniser intimement avec le monde végétal.

Les élixirs floraux sont dynamisés par la façon spécifique dont ils sont préparés. La force vitale est à son optimum dès l'élixir-mère qui possède des propriétés éthériques très puissantes. Les deux dilutions pratiquées ne servent qu'à supprimer l'impact de la substance physique de la fleur, substance présente dans l'élixir-mère sous forme de micro-particules telles que le pollen. La première dilution apparaît de plus en plus comme étant celle qui établit le meilleur lien avec la psyché et le physique de l'utilisateur.

La succussion pratiquée à la fin de la préparation de l'élixir-mère et lors de la première dilution crée une substance plus stable et plus résonnante. C'est une agitation douce, réalisée manuellement, qui renforce l'harmonie entre la conscience du préparateur et celle du végétal. Elle ne peut être comparée aux méthodes mécaniques de trituration et de succusion homéopathique.

## *Le système d'expérimentation et la loi des similitudes*

Le système homéopathique d'expérimentations qui consiste à tester les remèdes sur des individus en bonne santé, n'est pas utilisé pour découvrir les qualités propres aux élixirs floraux. Les élixirs floraux ne peuvent pas induire chez des personnes en bonne santé,des symptômes auxquelles elles ne seraient pas naturellement sujettes. Par exemple,un élixir floral s'adressant aux états de peur, ne peut provoquer ces états chez une personne qui ne ressent, ni ne manifeste aucune peur. Le domaine de l'expérimentation ne permet pas de découvrir la « qualité intérieure » de l'élixir, sa dimension éthérique. Les propriétés des élixirs doivent être directement perçues par le préparateur, qui a à sa disposition un certain nombre d'« outils de travail », puis validées par des observations rigoureuses dans la pratique thérapeutique.

Les élixirs floraux intensifient la prise de conscience des perturbations existant dans la vie de l'âme et peuvent parfois déclencher une « crise de guérison » qui se caractérise par une intensification temporaire d'un état pré-existant ou par une libération d'émotions réprimées ou inconscientes. Cette prise de conscience parfois intense, amenée par les élixirs floraux, peut être déstabilisante pendant quelques heures ou quelques jours mais elle reste toujours contrôlable par la personne du fait de l'autoadaptabilité des élixirs. Les élixirs floraux n'interférent pas avec le consentement actif et la participation consciente de l'individu. Si la personne n'est pas prête à écouter et à intégrer le message de l'élixir, celui-ci ne lui fera pas violence.

Bach disait, en parlant de ses remèdes : « Ils agissent en remplaçant le mal par le bien et non en chassant le mal par le mal ». Alors que l'homéopathie est fondée sur la loi des similitudes, Bach semblait avoir bâti ce nouveau système sur la loi des contraires. A la différence de l'approche allopathique dirigée sur le corps physique, la recherche de Bach était menée sur la psyché humaine. Mais cette conception, apportée par Bach, permettant au « bien de repousser le mal » est trop simpliste pour constituer le fondement principal du système de santé par les élixirs floraux.

Les élixirs floraux sont des catalyseurs de transformation intérieure qui permettent à l'individu de mettre à jour les tensions internes, les déséquilibres de la psyché et de faire à la fois l'expérience du déséquilibre, par exemple la peur, l'amertume, la timidité, et de la qualité opposée, apportée par l'élixir, à savoir le courage, l'acceptation, la confiance en soi. Comme le soulignent si bien Katz et Kaminski, « les élixirs floraux sont à la fois reliés à la loi des similitudes et à la loi des contraires, car la psyché, dans sa nature même est bipolaire. S'il existe un principe de guérison corrélé aux élixirs floraux, ce n'est pas la loi des similitudes ou des contraires mais le principe alchimique de métamorphose ou l'union des opposés en une nouvelle synthèse(1) ».

---

1. Richard Katz et Patricia Kaminski *« Homeopathy and Flower Essences »* — Flower Essence Society 1983,1987.

# GLOSSAIRE BOTANIQUE

**Alterne** : Disposition des feuilles sur la tige lorsqu'elles ne sont pas placées à la même hauteur, ni face à face.

**Annuelle** : Se dit d'une plante dont le cycle de vie se déroule sur un an.

**Anthère** : Terminaison renflée de l'étamine contenant le pollen.

**Axe** : Partie de la plante, généralement verticale, qui porte les ramifications.

**Bisannuelle** : Se dit d'une plante dont le cycle de vie se déroule sur deux ans.

**Bisexué** : Portant les organes des deux sexes (étamine, pistil).

**Bractée** : Feuille généralement atrophiée, située à la base d'une fleur.

**Caduc, caduque** : Se dit généralement du feuillage qui perd ses feuilles, en opposition à persistant. Organe qui se détache.

**Calice** : Ensemble des sépales formant l'enveloppe externe de la fleur.

**Capitule** : Inflorescence très serrée, constituée par des fleurs sessiles, insérées directement sur un renflement de la tige appelé réceptacle. Les Composées se caractérisent par des fleurs groupées en capitule.

**Chaton** : Inflorescence en épi simple, généralement retombant.

**Cône** : Agglomération de fleurs ou de fruits arrangés en forme de cône (ex : pin, sapin).

**Corolle** : Ensemble des pétales d'une fleur.

**Corymbe** : Inflorescence en forme d'ombelle, à pédoncules inégaux.

**Cyme** : Inflorescence dont l'axe principal est terminé par une fleur, par opposition à la grappe dont l'axe principal n'est pas défini.

**Epi** : Inflorescence simple, indéfinie, sans fleur terminale sur l'axe.

**Espèce** : Groupement des plantes nés de parents communs et présentant des caractères morphologiques, physiologiques et chromosomifiés voisins et semblables.

**Etamine** : Organe mâle d'une fleur.

**Filet** : Pédoncule de l'étamine supportant l'anthère.

**Genre** : Ensemble d'espèces ayant en commun des caractéristiques leur permettant d'être considérées comme apparentées.

**Grappe** : Inflorescence où les fleurs sont insérées par un court pédoncule le long de l'axe principal (ex : Vigne).

**Habitat** : Milieu ou vit une espèce.

**Herbacé** : Qui a l'apparence de l'herbe.

**Hybride** : Provenant d'un croisement d'espèces ou de variétés différentes.

**Inflorescence** : Disposition des fleurs sur la tige.

**Lancéolé** : En forme de lance, effilé aux deux extrémités.

**Limbe** : Partie plane et élargie d'une feuille ou d'un pétale.

**Noeud** : Renflement de la tige au point d'insertion d'une feuille. Formation ligneuse très dense, au milieu du bois.

**Ombelle** : Inflorescence dont les pédoncules floraux rayonnent en partant d'un même point.

**Opposé** : Feuilles placées en face l'une de l'autre, à la même hauteur, sur la tige.

**Ovaire** : Partie inférieure du pistil, souvent renflée, contenant les ovules. Après la fécondation, l'ovaire évolue en fruit, tandis que l'ovule devient une graine.

**Panicule** : Grande inflorescence très ramifiée et lâche (ex : Lilas).

**Pérennant** : Se dit d'un végétal dont l'appareil aérien subsiste de nombreuses années (ex : les arbres).

**Persistant** : Qui subsiste pendant plusieurs années . Opposé à caduc.

**Pétale** : Elément de la corolle (enveloppe interne) d'une fleur.

**Pétiole** : Queue qui relie la feuille à la tige.

**Pistil** : Organe femelle d'une fleur, composé de l'ovaire qui supporte le style terminé par le stigmate.

**Pollen** : Poussière jaune contenue dans les anthères des étamines et constituant l'élément mâle d'une fleur qui féconde l'ovule.

**Sessiole** : Se dit d'une fleur ou d'une feuille directement insérée sur un axe, sans pédoncule.

**Stigmate** : Partie supérieure du pistil, généralement collante, qui reçoit les grains de pollen.

**Style** : Prolongement vertical de l'ovaire, surmonté du stigmate.

**Verticille** : Ensemble de fleurs ou de feuilles, insérées en cercle au niveau même de la tige.

**Vivace** : Végétal pouvant vivre plusieurs années (= pérenne).

**Volubile** : Plante ou tige qui s'enroulent seules sur un support (ex : Clématite).

# GLOSSAIRE THERAPEUTIQUE

**Antibactérien** : Produit ou agent physique qui provoque la mort des bactéries.
**Antiémétique** : Qui réprime le vomissement.
**Antipyrétique** : Qui combat la fièvre.
**Antiseptique** : Qui inhibe ou détruit les micro-organismes pathogènes.
**Antispasmodique** : Qui réduit ou arrête les spasmes.
**Antisudorifique** : Qui réduit ou arrête la transpiration.
**Antitussif** : Qui combat la toux.
**Astringent** : Produit qui coagule les protéines, employé contre la diarrhée, les hémorragies, les inflammations et les brûlures.

**Carminatif** : Produit qui empêche la formation de gaz dans l'intestin.
**Cathartique** : Produit doué d'action purgative.
**Cholagogue** : Produit qui provoque l'évacuation de la bile accumulée dans la vésicule biliaire.
**Cholérétique** : Produit qui active la sécrétion de la bile dans les cellules hépatiques.

**Décoction** : Liquide obtenu par ébullition prolongée de plantes dans de l'eau.
**Diaphorétique** : Qui augmente la transpiration.
**Diurétique** : Qui augmente la sécrétion urinaire.

**Emétique** : Qui provoque le vomissement.
**Emménagogue** : Qui facilite l'évacuation des règles.
**Emollient** : Qui ramollit ou relaxe les tissus.
**Expectorant** : Qui facilite l'expectoration.

**Fébrifuge** : Qui fait tomber la fièvre.

**Hémostatique** : Qui arrête les hémorragies.

**Purgatif** : Qui facilite les évacuations intestinales.

**Vermifuge** : Qui détruit les vers intestinaux.

# BIBLIOGRAPHIE


## *DEVELOPPEMENT INTERIEUR*

JUNG Carl : « *L'homme à la découverte de son âme* ». Albin Michel.
« *Psychologie et religion* ». Buchet-Chastel.
« *Problèmes de l'âme moderne* ». Buchet-Chastel.
« *Psychologie de l'inconscient* ». Georg.

KONIG Karl : « *L'âme humaine* ». Camphill.

## *ELIXIRS FLORAUX*

BACH Edward : « *La guérison par les fleurs* ». Le Courrier du Livre.

BARNARD Julian et Martine : « *Les Elixirs Floraux du Dr. Bach* ». Le Souffle d'Or.

CHANCELLOR Philip : « *Guide des fleurs guérisseuses* ». Le Courrier du Livre.

GURUDAS : « *Elixirs floraux et médecine vibratoire* ». Le Souffle d'Or.

SALOMON Sarah Iona : « *Fleurs et santé* ». Le Souffle d'Or.

SCHEFFER Mechtild : « *Les 38 Quintessences florales du Dr. Edward Bach* ». Librairie de Médicis.

KAMINSKI Patricia et KATZ Richard : « *Flower Essence Repertory* ». Flower Essence Society.

WEEKS Nora et BULLEN Victor : « *The Bach Flower Remedies : Illustration and Method of preparation* ». Saffron Walden.

## *ESPRITS DE LA NATURE ET DEVAS*

CADDY Peter et Eileen : « *Les Jardins de Findhorn* ». Nature et Progrès.

COQUET Michel : « *Devas ou les mondes angéliques* ». L'Or du Temps.

MACLEAN Dorothy : « *La voix des anges* ». Le Souffle d'Or.

MERCIER Mario : « *La nature et le sacré* ». Dangles.

SCHROEDER Hans Werner : « *L'homme et les anges* ». Iona.

STEINER Rudolf : « *L'homme dans ses rapports avec les animaux et les esprits des éléments* ». Triades.

## *PLANTES ET BOTANIQUE*

ADAMS George et WHICHER Olive : « *Entre soleil et terre : la plante* ». Triades.

CULPEPER : « *Culpeper's Complete Herbal* ». Foulsham.

DE GUBERNATIS Angelo : « *La mythologie des plantes* ». (2 Tomes). Archè Milano.

GOETHE : « *La métamorphose des plantes* ». Triades.

GROHMANN Gerbert : « *La Plante. Une approche de sa vraie nature* ». Triades.

LIEUTAGHI Pierre : « *La Plante compagne* ». C.J.B.

PELIKAN Wilhem : « *L'homme et les plantes médicinales* ». (3 Tomes). Triades.

PENSO G. : « *Les plantes médicinales dans l'art et l'histoire* ». Dacosta.

PLATEARIUS : « *Le livre des simples médecines* ». Vilo / Bibliothèque Nationale.

TOMPKINS Peter : « *La vie secrète des plantes* ». Laffont.
« *La vie secrète du sol* ». Laffont.

## *SANTE*

CHOPRA Deepak : « *Le corps quantique* ».

MEES : « *La maladie...Une bénédiction* ». Trois Arches.

STEINER Rudolf : « *Médecine et science spirituelle* ». E.A.R.
« *Santé et maladie* ». E.A.R.
« *Physiologie et thérapie* ». E.A.R.
« *Médicament et médecine à l'image de l'homme* ». E.A.R.

## *SCIENCE*

BOHM David : « *La plénitude de l'univers* ». Rocher.
« *La conscience de l'univers* ». Rocher.
« *La danse de l'esprit* ». Rocher.

GOETHE : « *Traité des couleurs* ». Triades.

GUILLE Etienne : « *L'alchimie de la vie* ». Rocher.

SHELDRAKE Rupert : « *Une nouvelle science de la vie* ». Rocher.
« *La mémoire de l'univers* ». Rocher.

WILBER Ken : « *Le paradigme holographique* ». Ed. de l'homme.
« *Les trois yeux de la connaissance* ». Rocher.

## *DIVERS*

BONVIN Jacques : « *Eglise Romane, lieu d'énergie* ». Dervy.

FREDERICK Robert : « *L'influence de la lune sur les cultures* ». La maison rustique.

GABRIEL Ingrid : « *L'influence des planètes sur les cultures* ». La maison rustique.

THE MOTHER : « *Flowers and their messages* ». Aurobindo.

SCHWENCK T. : « *Le chaos sensible* ».

THUN Maria : « *Calendrier des semis* ». Mouvement de culture biodynamique.

# PRODUCTEURS D'ELIXIRS FLORAUX

Les élixirs floraux décrits dans ce livre peuvent être obtenus auprès des sociétés suivantes :

■ En France :

**LABORATOIRES DEVA**
**B.P 3**
**38880 AUTRANS**
**Tel: 76.95.35.87 Fax: 76.95.37.02**

DEVA prépare et distribue la gamme complète des élixirs floraux décrits dans cet ouvrage ainsi que la gamme traditionnelle des élixirs anglais. En outre, DEVA distribue les élixirs de la F.E.S., de la société Healing Herbs ainsi que ceux d'Alaska et d'Australie.

■ En Angleterre :

**HEALING HERBS**
**P.O Box 65**
**HEREFORD HR2 OUW**

HEALING HERBS prépare et distribue la gamme traditionnelle des élixirs anglais du Dr. Bach.

■ Aux Etats-Unis :

**FLOWER ESSENCE SERVICES**
**P.O Box 1769, Nevada City**
**CA 95959 USA**

F.E.S prépare et distribue une gamme complete de 72 élixirs floraux dont un grand nombre sont décrits dans cet ouvrage.

Les sociétés suivantes préparent et distribuent des élixirs floraux qui ne sont pas décrits dans cet ouvrage :

ALASKAN FLOWER ESSENCE PROJECT
P.O Box 15161, Fritz Creek
AK 99603-6161 USA

DESERT ALCHEMY
P.O Box 44189, Tucson
AZ 85733 USA

RUNNING FOX FARM
74 Thrasher Hill Road, Worthington
MA 01098 USA

PACIFIC ESSENCES
Box 1624, Stn. E, Victoria
B.C. V8W 2X7 CANADA

AUSTRALIAN BUSH FLOWER ESSENCES
8a Oaks Avenue, Dee Why
NSW 2099 AUSTRALIE

LIVING ESSENCES
Suite 6/367 Scarborough Beach Rd, Innaloo
Western Australia 6018 AUSTRALIE